Paris. — Imprimerie MOQUET, rue des Fossés-St-Jacques, 11.

LES ANIMAUX DE BOUCHERIE

DU MARCHÉ DE PARIS

ET

LES VIANDES INSALUBRES

PAR

L. VILLAIN

MÉDECIN VÉTÉRINAIRE

CHEF DU SERVICE D'INSPECTION DE LA BOUCHERIE DE PARIS

Discipulus est prioris posterior dies.
Le jour qui suit profite des leçons du précédent.

(PUBLIUS SYRUS).

PARIS

EN VENTE CHEZ L'AUTEUR, RUE D'ALLEMAGNE, 139
ET CHEZ P. MARAIS ET Cie, DROGUISTES, RUE CLAUDE BERNARD, 31

1883

PRÉFACE

Nous n'avons pas l'intention de tenter de hautes entreprises ou des chemins moins battus ; nous avons devant nous des œuvres magistrales qu'il nous suffit de parcourir et d'étudier pour y trouver ce qui nous manque. C'est pourquoi nos lecteurs, quel que soit leur désir, ne rencontreront pas dans ces lignes une originalité complète.

Cependant, n'étant pas astreint à un servilisme aveugle, nous avons pu élargir le cadre de nos travaux et donner une grande part aux observations que les inspecteurs ont faites dans les abattoirs et à la criée des viandes.

Aussi pouvons-nous dire maintenant, sans faire de suppositions gratuites, que l'inspection de boucherie rend des services précieux à l'alimentation et qu'elle marche de pair avec les autres institutions rivales de l'étranger.

Nous avons adopté, dans cet ouvrage, la division par chapitres, bien qu'en vérité ce soient des leçons que nous avons reproduites sur les instances réitérées des inspecteurs de la boucherie de Paris.

Si nous avons consenti à livrer ces notes à la publicité, c'est afin d'être utile à nos collègues et confrères, et aussi pour faire connaître à tous les signes certains qui établissent l'insalubrité dans les viandes foraines.

Nous remercions les maîtres dont l'autorité scientifique est venue compléter notre pratique et nous félicitons sincèrement toutes les personnes qui nous ont apporté leur gracieux concours.

Paris, le 24 août 1882.

AVANT-PROPOS

Discipulus est prioris posterior dies.
Le jour qui suit profite des leçons du précédent
(Publius Syrus).

I

Les pertes qui se font journellement chez nous, nous mettent dans la nécessité de les réparer chaque jour par des substances analogues à celles de notre corps et qu'on désigne ordinairement sous les noms d'aliments et de boissons.

La nécessité des aliments et des boissons demande qu'on connaisse au moins en général les espèces et les qualités principales, afin qu'on en puisse faire un choix convenable aux différentes circonstances de la vie ; mais cette étude nous entraînerait fort loin, c'est pourquoi nous ne parlerons que des aliments tirés des animaux.

« Les animaux, dit George Delafaye (1), contiennent dans leurs fibres charnues un suc gélatineux qui en est extrait par les différentes préparations de la digestion. Ce suc est, par son analogie avec notre sang, une espèce de gelée propre à nous réparer beaucoup mieux que les végétaux quoique les animaux en soient eux-mêmes nourris. »

---

(1) *Principes de chirurgie*, de Georges Delafaye, 1757.

Les jeunes animaux, cependant, qui servent aujourd'hui pour une grande part à l'alimentation de l'homme (chevreaux, agneaux, veaux), n'offrent pas, bien que leur chair soit tendre et savoureuse, des matériaux très nourrissants. Mais plus ils approchent de leur état d'accroissement, plus ils contiennent des éléments alibiles propres à réparer les pertes incessantes de l'organisme.

Quant aux vieux, ils sont plus nourrissants, mais aussi plus coriaces et indigestes. Ils conviennent mieux aux organismes forts qui produisent beaucoup.

Les animaux qui vivent de bons aliments et à leur choix, qui respirent un air pur et qui font beaucoup d'exercice, fournissent une viande très appréciée dans le commerce de la boucherie. On peut faire entrer dans cette catégorie tous les bœufs nourris aux pâturages. Ceux au contraire qui sont élevés en stabulation permanente avec les résidus des sucreries, des distilleries, ou encore avec des tourteaux, donnent une chair bien pénétrée de graisse, il est vrai, mais d'un goût moins délicat. Les animaux enfin dont la chair est blanche constituent dans la pratique journalière un aliment tendre et de facile digestion.

On voit par cet exposé succinct que la viande est un aliment réparateur qu'il faut favoriser par tous les moyens possibles à cause des matières azotées et des composés minéraux qu'il renferme en grande quantité sous un petit volume. Nous aurons donc à nous occuper dans la première partie de ce livre de la production du bétail, et à étudier les animaux de boucherie qui viennent concourir à l'approvisionnement du marché de Paris.

Nous donnerons en dernier lieu les signes caractéristiques de l'insalubrité des viandes foraines.

II

En jetant un coup d'œil rapide sur cette agglomération de races d'animaux exposées en vente, on arrive à trouver que notre production est insuffisante et que l'importation étrangère, principalement en ce qui regarde les moutons, a pris des proportions considérables pour nous donner le complément nécessaire à la consommation habituelle.

La dépécoration, comme le dit avec juste raison M. Zundel dans son dernier ouvrage sur la matière, existe non seulement en France, mais encore dans l'Europe occidentale. Les encouragements n'ont pas suffi, l'offre n'a pas suivi la demande, l'espace a manqué, car les cultures intensives et les engrais chimiques ne peuvent empêcher que la production fourragère ait ses limites. La dépécoration devient donc un phénomène inévitable que notre progrès sérieux dans l'élevage du bétail ne peut arrêter actuellement.

« On aura beau produire abondamment du bétail, un moment viendra où cette production ne pourra plus être augmentée, où elle sera insuffisante, où le pays le meilleur producteur sera obligé de recourir à l'importation. Le temps n'est plus où l'on pouvait dire qu'un grand pays ne doit jamais dépendre de l'étranger quand il s'agit de son alimentation, il faut au contraire des échanges dans les approvisionnements, parce que les pays ne peuvent se suffire particulièrement et isolément ; il faut entre les nations des relations analogues à celles que la société a créées entre les hommes » (1).

---

(1) Zundel. — La dépécoration ou diminution relative du bétail de l'Europe occidentale avec examen des ressources en viande que fournissent la Russie, l'Amérique et l'Australie.

Mais cette importation du bétail vivant ne sera pas toujours facile à faire et il faudra une longue série d'expériences très coûteuses avant d'arriver à un résultat définitif, avantageux.

Il reste alors le transport de la viande en quartiers qui, on le sait, ne constitue pas encore un succès réel, car s'il éloigne des animaux le danger de la peste et de la péripneumonie, il n'empêche pas le charbon ou les maladies septiques. De plus, l'inspection devient difficile à cause des connaissances pratiques étendues qu'il faut mettre en jeu pour arriver sûrement à distinguer dans ces morceaux épars les moindres traces de maladie. Aussi les municipalités ont-elles apporté des règlements sévères dans la visite des viandes foraines; nous dirons mieux, quelques-unes ont été jusqu'à interdire l'entrée des animaux en quartiers, grave mesure, contraire aux principes d'économie et dont on doit toujours repousser l'application.

On ne peut, en outre, expédier de bien loin la chair des animaux de boucherie, sans lui faire subir certaines préparations qui la conservent plus ou moins bien; c'est alors qu'on la congèle et qu'elle arrive sur nos marchés comme un bloc de glace. Mais ce procédé ne donne pas les résultats attendus, car les inconvénients de l'abaissement brusque de température sont trop considérables pour qu'on veuille tenter, pendant la saison chaude, de nouveaux essais. Malgré cela nous recevons, depuis quelque temps à la criée des Halles, des moutons venant de Berlin, soumis seulement à un froid de + 2° et qui se présentent dans un bon état de conservation. Ces moutons sont placés dans un wagon à triple enveloppe, ayant à sa partie supérieure un réservoir de glace où l'air, qui entre avec violence, pendant la marche du train, vient se rafraîchir et entretenir une température constante dans la chambre où se trouve la viande.

Il serait donc préférable de transporter les animaux vivants et de les diriger ensuite vers nos grands centres d'approvisionnement, que d'avoir recours aux procédés défectueux de congélation dont on se plaint à juste titre. C'est au commerce qui connaît les désavantages de ce mode de transport, à laisser reposer les bœufs pendant quelques jours avant leur sacrifice à l'abattoir, il n'aura plus ainsi à craindre les viandes échauffées ou même fatiguées, d'une conservation difficile.

En demandant le transport des animaux vivants, nous n'avons pas l'intention de parler des bœufs sauvages non améliorés qui existent en foule dans l'Amérique du Sud et dont la viande d'un goût particulier ne peut nous convenir, mais bien des races que le Canada et les États-Unis élèvent en vue de l'exportation. Le seul reproche qu'on peut faire à ces animaux, c'est qu'ils sont trop gras pour notre consommation de ville.

Les éleveurs de l'Illinois les engraissent en effet d'une manière spéciale en leur faisant manger en vert d'énormes champs de maïs; des porcs et des dindons vont ensuite terminer les restes que les bœufs ont dédaignés, et on obtient ainsi des animaux bien en graisse et des porcs dont le lard ferme est fort apprécié. Malheureusement cette dernière catégorie de viande est suspecte, puisqu'il est démontré que sur 100 porcs, il y a en moyenne 2 trichineux.

L'importation du porc salé d'Amérique a pris depuis quelques années une importance capitale et la France en reçoit environ, par an, 40 millions de kilogrammes; ce qui fait qu'actuellement toutes les campagnes consomment cette viande salée.

On pourrait croire un instant que cette grande quantité de nourriture conservée par le sel et vendue à bon marché serait le bien-être pour les classes ouvrières, mais la découverte de la trichine a modifié l'idée des économistes, à tel point qu'on a hésité d'accepter comme un aliment réparateur cette viande infestée. Cependant les expériences accomplies par les savants tant en France qu'en Allemagne et en Italie prouvent qu'une ébullition prolongée tue le parasite d'une manière certaine ; on peut donc maintenant consommer la chair des porcs atteints de trichinose, sans craindre la contagion si, toutefois, on la fait cuire à 100°.

A la suite de la découverte de la trichine dans les salaisons d'Amérique, l'interdiction fut mise sur l'entrée de ces marchandises ; les savants avaient pris peur, ils voyaient déjà le nématoïde occasionner des accidents typhoïdes mortels ; il fallait donc couper le mal dans la racine. Mais les expériences étaient-elles assez concluantes pour supprimer d'un seul coup un aliment de première nécessité ? Avait-on songé aux suites qu'entraînerait cette prohibition ?

La cherté de la viande est trop grande et il est permis de s'en plaindre, car l'ouvrier a besoin de réparer ses forces épuisées par le travail. Cette augmentation toujours croissante tient, il est vrai, à ce que la production n'a pas suivi la même progression. Cela devait être : la rareté de la marchandise amène nécessairement sa plus-value. C'est une loi fatale d'économie politique. Mais admettons un instant que cette cause ne soit pas la seule efficiente ; il y en a une autre qui a son importance. Depuis vingt ans, nous voyons en effet que les besoins de la vie sont plus considérables et qu'il est impossible d'empêcher cette loi de progression. On mange maintenant de la viande partout et en tous temps ; en un mot chaque village a son boucher. Les grandes villes possèdent même des boucheries hippophagiques : c'est le règne de la viande (1). Nous dirons plus, l'élan est si considérable,

______

(1) Voici l'état des chevaux, ânes et mulets livrés à la consommation, à Paris, du 9 juillet 1866 au 31 décembre 1881 :

qu'à Bruxelles, on se préoccupe de l'alimentation par la viande de chien : l'école vétérinaire consultée par le ministre à ce sujet a affirmé *a priori* que la chair de chien pouvait être mangée et qu'elle ne renfermait rien dans sa composition qui soit nuisible.

Mais la chair de chien répugne aux populations de l'Occident ; son usage en sera toujours restreint à cause de son odeur forte entraînant le dégoût. L'attachement de l'homme pour le chien est un obstacle au développement des boucheries. Enfin le chien a la rage et cette maladie seule fera proscrire sa chair de l'alimentation de l'homme.

Qu'on en mange dans l'extrême Orient, en Chine où le chien comestible est nourri par avance avec un régime lacté, fort bien : mais chez nous, il sera difficile de vaincre les préjugés !

La consommation de la viande, nous le disions plus haut, augmente tous les jours par suite de l'émigration de la campagne vers les villes. On abandonne, en un mot, la culture de

ANNÉES.		CHEVAUX.	ANES.	MULETS.
1866	(2e semestre)	982	»	»
1867	. . . .	2,039	59	24
1868	. . . .	2,297	97	11
1869	. . . .	2,672	132	4
1870	(1er semestre)	1,904	86	2
1870 (2e semestre) 1871 (1er semestre)	. . . .	64,362	635	3
1871	(2e semestre)	1,863	250	17
1872	. . . .	5,034	675	23
1873	. . . .	7,834	1,092	51
1874	. . . .	6,659	496	29
1875	. . . .	6,448	394	23
1876	. . . .	8,693	543	35
1877	. . . .	10,008	558	53
1878	. . . .	10,800	488	31
1879	. . . .	10,280	529	26
1880	. . . .	9,012	307	32
1881	. . . .	9,393	349	31
		160,280	6,690	395

Les chevaux qui valaient autrefois 15 à 20 francs pour l'équarrisseur, sont vendus maintenant de 90 à 150 francs environ, selon la saison, et l'état de l'animal. La viande est vendue environ à moitié prix de celle du bœuf.

la terre à cause des insuccès réitérés et de la concurrence
étrangère pour venir demander aux grands centres un bien-
être satisfaisant; cette émigration n'est pas sans danger. On
devrait s'occuper de la culture extensive des fourrages et
s'efforcer de faire revivre la culture sarclée, avec des engrais
naturels surtout, afin de pouvoir lutter avec avantage en pro-
duisant au même prix que l'étranger. Car, il ne faut pas se le
dissimuler, nous ferons toujours concurrence aux viandes
transatlantiques, si nous avons de bons animaux persillés et
non remplis de graisse. Primons donc dans les concours la
précocité et la chair et abandonnons le suif d'un prix moins
élevé. Il n'est pas d'homme compétent qui ne soit pénétré de
cette idée et qui ne mette, chaque jour, en pratique, au
marché de la Villette, cette donnée certaine (1).

C'est assez dire l'importance qu'on attache à nos races et
la faveur dont elles jouissent auprès du consommateur.

Nous verrons plus loin dans le cours de cette étude les
transformations accomplies depuis plusieurs années au sujet
de la production du bétail et les améliorations de nos animaux domestiques en tant que producteurs de viande.

III

La viande est un aliment très précieux à l'homme et nous
formons des vœux pour que son usage s'étende à toutes les
classes besoigneuses de la société. « Le sang — comme
disait Bordeu — c'est de la chair coulante ; on pourrait dire

(1) Le marché aux bestiaux de Paris est certainement le plus beau du monde.
On y voit ces types variés que l'étranger nous envoie en grand nombre : aussi
avons-nous cru devoir donner un aperçu des principales races d'animaux de boucherie qui passent dans ce grand centre d'approvisionnement.

avec Moïse : que c'est l'âme de la chair. Le système musculaire est ce qu'il y a de plus vivant en nous parce que vivre c'est agir. C'est par le mouvement que se produisent les actes physico-chimico-vitaux qui se passent en nous. C'est par la contraction musculaire que se produit la plus grande quantité de calorique et d'électricité, dont nous sommes en quelque sorte une pile vivante. C'est également par le mouvement musculaire que se fait la combustion des principes azotés et hydro-carbonés qui en s'amassant dans les tissus et les vaisseaux font l'effet d'une cheminée obstruée. On peut dire que le plus grand nombre de nos maladies humorales viennent de là » (1).

L'influence de l'alimentation animale sur la puissance du travail de l'homme est considérable : « Faut-il rappeler ces ouvriers des forges du Tarn qui, nourris d'aliments végétaux, perdaient chaque année et par homme quinze journées de

---

Il a été introduit au marché de la Villette en 1880, 2,965,220 têtes de bétail ainsi réparties :

Bœufs, vaches, taureaux.	355,446 têtes.
Veaux . . . . , ...	195,692 »
Moutons	2,116,186 »
Porcs . . . , ...	297,896 »

L'étranger a concouru dans une grande proportion à l'approvisionnement du marché de Paris. Il a introduit en 1880 :

Bœufs, vaches, taureaux : 1352. — Italie, Allemagne, Suisse, Amérique.

Veaux : 551. — Suisse.

Moutons : 1,089,486. — Allemagne, Hongrie, Russie, Italie, etc.

Porcs : 15,733. — Allemagne, Suisse, Russie, Amérique, etc.

Les introductions de bestiaux américains, dont on a fait si grand bruit, ont été relativement peu considérables, environ 3,000 têtes de bétail sur près de 3 millions d'animaux introduits.

Les envois d'Allemagne viennent en première ligne, avec 2,619 bœufs, 682,341 moutons et 11,244 porcs, soit en tout, 700,000 têtes d'animaux, c'est-à-dire environ 25 °/₀ des entrées.

(1) Burggraeve, *Revue internationale de méd. dosimétrique vétérinaire*, janvier 1880.

travail et qui, mis au régime de la viande, ne perdaient plus que trois jours par an.

« Et ces ouvriers anglais employés à la construction du chemin de fer de Paris à Rouen, qui nourris de viande rôtie, produisaient un tiers de travail en plus que les ouvriers francais soumis au régime du bouilli, de la soupe et des légumes? Faut-il rappeler les forges d'Ivry qui, à leur fondation furent obligées de faire venir des ouvriers d'Angleterre pour les rudes travaux, jusqu'au jour où les ouvriers français mis au même régime eurent acquis la même vigueur, la même résistance » (1).

D'après tous les chimistes, la viande se compose de fibrine, de nerfs, de vaisseaux, de graisse, de tissu cellulaire, et se trouve imbibée de liquides qui renferment de l'albumine, des matières extractives, de l'acide lactique, des phosphates de potasse et de soude et des chlorures alcalins. Dans les matières solubles dans l'eau, la chimie a trouvé la créatine, la créatinine, la sarosine, l'acide inosique. Thénard a désigné, sous le nom d'osmazôme, le principe qui donne au bouillon son odeur propre.

Pour qu'un aliment soit complet, il faut qu'il renferme des substances azotées ou quaternaires, des principes neutres et des matières salines. Si, comme Magendie, on nourrit pendant un certain temps des animaux avec de l'eau distillée et du sucre, on arrive infailliblement à faire mourir les sujets d'expérience. Un principe immédiat seul, tel que la gélatine ne peut entretenir la vie.

Les matières neutres, comme la graisse, sont indispensa-

---

(1) Bouley et Nocart, *Hygiène alimentaire*; *extrait du congrès national vétérinaire* (1878).

bles à la respiration, car il faut un combustible à notre machine embrasée (1).

Mais cette matière organique qui est capable de réparer nos pertes est susceptible d'être altérée, d'une part par les influences atmosphériques, de l'autre par la maladie.

Quand les matières animales ne sont plus protégées par la vie, elles se décomposent assez rapidement en laissant dégager une odeur repoussante due à des acides particuliers.

Depuis la théorie du panspermisme, nous sommes forcé d'admettre avec M. Pasteur que la fermentation est due à des germes venus de l'atmosphère. Quand les germes de ces vibrions se sont déposés au sein de la matière, il suffit d'une étincelle d'oxygène pour modifier à l'instant la substance organique et déterminer l'évolution de ces vibrions. Après s'être repus, ils meurent et font place à d'autres. Ces animalcules se régénèrent ainsi jusqu'à épuisement total de la matière putréfiée.

Il nous est arrivé souvent aux Halles, de plonger une allumette enflammée dans une ouverture faite à une viande corrompue et d'obtenir, sur-le-champ, l'ignition d'un gaz particulier. A ce signe, il était facile de voir que la fermentation putride avait profondément modifié la substance animale et l'avait rendue éminemment insalubre.

(1)	BŒUF	VEAU	COCHON	PIGEON	POULET	CARPE	TRUITE
Eau	77,5	79,7	78,2	76,0	77,3	80,1	80,5
Fibres charnues, vaisseaux et nerfs	17,5	15,0	16,8	17,5	16,5	12,0	11,1
Albumine et matières colorantes rouges	2,2	3,2	2,4	4,5	3,0	5,2	4,4
Matières solubles dans l'eau et non coagulables par l'ébullition	1,3	1,0	0,8	4,5	1,2	1,7	0,2
Matières solubles dans l'alcool.	1,5	1,1	1,7	1,0	1,4	1,0	1,6
Phosphate de chaux avec matières animales.	0,8	0,1	»»	»»	0,6	»»	2,2

D'après le professeur Selmi, de Bologne, il existe dans la viande avariée des ptomaïnes d'une toxicité remarquable et qui peuvent être la cause d'empoisonnements dont la nature est jusqu'ici restée inconnue.

Les charcuteries altérées, les poissons et les crustacés échauffés, les conserves de viandes vieillies, sont également très dangereuses. Enfin on a trouvé dernièrement en Angleterre, dans la viande de porc, des bacilles qui, ingérées, sont capables d'occasionner des accidents mortels.

Cet aliment essentiel peut provenir d'animaux malades ; n'y a-t-il pas la tuberculose chez les bovins, la distomatose chez les ovins, la ladrerie et la trichinose chez les porcins, la diathèse morvo-farcineuse chez les équidés, le charbon et même aussi la rage chez tous ces animaux, rage communiquée, il est vrai, mais tout aussi dangereuse. Nous passerons donc en revue les principales affections qui altèrent les viandes au point de les rendre nuisibles à la santé de l'homme, car nous ne devons pas ignorer que, si l'aliment sain est reconstituant et offre tous les avantages que nous avons énumérés plus haut, la viande malade ne présente plus que des produits usés et des virus souvent transmissibles à l'homme.

Mais les optimistes en matière d'inspection de viande sont venus déclarer hautement que le feu purifiait tout et qu'on pouvait impunément faire usage de la chair d'un animal mort de n'importe quelle maladie. Ils ont même ajouté qu'on retirait de la consommation trop de mauvaises viandes et que c'était une des causes de sa cherté. Il n'est pas besoin de réfuter de pareils arguments ; il semble en effet qu'on nous fera manger difficilement des viandes provenant d'animaux morts du charbon, de la rage, de la morve, de la fièvre typhoïde, de l'infection purulente, de maladies aiguës, etc., et que nous aurons des imitateurs dans la manière de comprendre autrement les repas.

Les végétariens en opposition à M. Decroix triomphent depuis la découverte de la trichine. Ils cherchent à démontrer que le végétarisme est le régime naturel de l'homme et qu'il y a tout avantage à y revenir à cause des maladies de toutes sortes : trichine, ladrerie, charbon, morve, rage, typhus, tuberculose, cancer, sans compter les psorospermies, les bacilles et les ptomaïnes qu'on peut contracter en mangeant de la viande crue. Ils sont en outre convaincus que la cuisson ne détruit pas tous les germes.

Voici du reste comment ils s'expliquent à ce sujet (1). « Un vétérinaire très partisan de l'hippophagie a soutenu qu'il n'y avait aucun danger à se nourrir de viandes provenant de bestiaux atteints de maladies contagieuses et que la cuisson détruit tout les germes. Heureusement l'administration n'a pas adopté cette opinion et elle prend de louables précautions pour empêcher la mise en vente de viandes infestées. »

Malheureusement ils ne s'en tiennent pas là et nous voyons qu'en dehors de la crainte des maladies contagieuses ils ont encore la peur des affections que peut occasionner l'usage de la viande saine. L'introduction de la créatine dans l'organisme et sa transformation en urée les effraye, aussi s'empressent-ils de dire qu'avec le régime végétal il n'y a plus de maladies, plus d'excès d'acide urique, plus de goutte, plus de rhumatisme et ses complications ; enfin c'est la santé assurée.

Et pourtant « que de grands faits dans la vie des nations, s'écrie Geoffroy St-Hilaire, auxquels les historiens assignent des causes diverses et dont le secret est au foyer domestique.

Voyez l'Irlande et voyez l'Inde !

---

(1) Extrait de la *Revue médicale*, du docteur Fournié.

L'Angleterre régnerait-elle paisiblement sur ce peuple en détresse, si la pomme de terre, presque seule, n'aidait celui-ci à prolonger sa lamentable agonie? Et par delà des mers, 140 millions d'Indous obéiraient-ils à quelques milliers d'Anglais s'ils se nourrissaient comme eux? Les Brames, comme autrefois Pythagore avaient voulu adoucir les mœurs, ils y ont réussi en énervant les hommes (1). »

Les aliments qui nourrissent abondamment et vite passent facilement, dit Hippocrate dans ses aphorismes.

On sait en effet que les aliments animaux se dissolvent plus rapidement que les aliments végétaux et laissent moins de résidus. Pour se nourrir exclusivement de légumes, il faudrait une capacité stomacale et une puissance digestive que possèdent seuls les herbivores. Nous avons donc besoin d'un régime mixte. C'est en cela que se trompent les végétariens, secte renouvelée de Pythagore.

Certaines populations du littoral vivent exclusivement de poissons; cette habitude leur a fait donner le nom d'ichthyophages, on les regarde comme très prolifiques et cela à cause des propriétés aphrodisiaques qu'on attribue à tous les aliments tirés de la mer (Husson).

Le poisson est un aliment qui rafraîchit l'organisme, dit Louis Agassiz, surtout après un travail intellectuel prolongé. Brillat-Savarin soutient au contraire que l'ichthyophagie est une diète échauffante à cause de la quantité notable de phosphore et d'hydrogène que les poissons renferment. Tous deux pourraient avoir raison.

Les assaisonnements variés avec lesquels on sert ordinairement les poissons sont peut-être bien la cause de ces contradictions (2).

---

(1) *Nouvelles lettres sur la chimie*, trad. de Gerhard (1852).
(2) Husson, *L'alimentation animale.*

Enfin nous avons encore l'anthropophagie qui constitue le régime accidentel de certains peuples du centre de l'Afrique et de l'Amérique et pratiquée aussi quelquefois par les peuples civilisés lorsque les masses se transforment, sous l'influence de certaines passions, en bêtes féroces.

Après avoir parlé des viandes comme aliment principal de l'homme il eût été nécessaire, pour compléter dignement cette étude, de parler des différentes préparations culinaires que la gourmandise humaine met chaque jour à profit et souvent aux dépens de la santé. Mais nous avons vu qu'il était inutile d'empiéter sur les livres spéciaux, fort bien faits du reste, qu'on trouve entre les mains de toutes les ménagères et qui résument toute une science.

Nous dirons donc seulement, avec M. Husson, que « le rôtissage est le plus ancien et le plus parfait des procédés culinaires. Pour que le produit soit bon, le feu doit être assez vif pour saisir et coaguler la surface de la pièce, ce qui a le double avantage de former une enveloppe qui s'oppose à la déperdition de l'osmazôme et de produire un arôme particulier agréable et stimulant les fonctions digestives. »

Les viandes rôties sont celles qui se digèrent le plus facilement et celles dont on doit faire le plus souvent usage sur nos tables.

IV

L'inspection des viandes, à Paris, a fait depuis deux années de sérieux progrès. Augmentée d'un grand nombre de vétérinaires, elle a pu se livrer à d'actives recherches et combler les lacunes de l'instruction de l'École.

Les viandes provenant d'animaux morts naturellement ont

été spécialement l'objet de tous nos soins. Nous avons étudié également la péripneumonie et la morve, afin de signaler ces deux affections contagieuses à l'attention du service sanitaire. Aidée du microscope, l'inspection des viandes de boucherie a pu s'assurer que la province envoie à la criée des Halles bon nombre de bêtes charbonneuses. Enfin il a été installé un véritable service microscopique pour l'analyse des salaisons qui entrent dans Paris. Depuis lors on a pu se convaincre que la trichine existe d'une manière constante dans les salaisons d'Amérique, et qu'il est nécessaire de s'assurer par des expériences nouvelles si la saumure et la fumée tuent le nématoïde.

Avec la vérification des viandes aux portes de Paris, notre service aux gares de chemins de fer, aux abattoirs hippophagiques et autres, nos visites dans les marchés de détail, les Halles centrales, les boucheries et les charcuteries, on peut dire que de véritables garanties sont offertes à la population parisienne.

Dans toutes les grandes villes l'inspection de la boucherie est maintenant créée. Les municipalités comprennent l'importance de l'examen des denrées alimentaires et font des règlements sévères au sujet de la visite des viandes foraines. C'est en effet sur ces dernières que l'inspection est difficile, car les données manquent souvent pour arriver à reconnaître les traces de la maladie. Elles sont préparées quelquefois par des mains habiles ayant intérêt à faire disparaître toutes les moindres lésions qui pourraient guider les inspecteurs dans leurs recherches.

On s'occupe enfin des abattoirs, où viennent s'accomplir sur un même point les sacrifices d'animaux destinés à l'alimentation des grands centres de population. Ces établissements, d'une utilité incontestable, ont, par suite de l'éloignement des matières repoussantes, assaini les quartiers et nettoyé les rues. Les maisons où l'on abat les animaux n'ont plus l'odeur caractéristique des émanations des substances animales.

Du reste, l'ordonnance de police du 16 avril 1881 dit que les tueries particulières offrent des inconvénients pour la sécurité et la santé publique, car l'écoulement des eaux sanguinolentes, le défaut de lavages fréquents et les dépôts prolongés de matières putrescibles constituent souvent dans l'espèce un état de choses nuisible aux propriétaires et locataires du voisinage.

D'autre part, la surveillance est plus difficile, et l'abattoir unique rend le service de l'inspecteur plus facile au point de vue des animaux malades.

On engage donc les municipalités à agir dans ce sens pratique et à favoriser la création d'abattoirs publics.

Enfin la loi sur la police sanitaire vient relever notre profession et lui donner des garanties pour l'avenir (1).

---

(1) SAISIES OPÉRÉES PAR LE SERVICE DE L'INSPECTION DE BOUCHERIE DE PARIS (Année 1881.)

Chevreaux.	3,271 kilos.
Volailles	3,881 —
Criée des Halles	159,369 —
Amiable	37,543 —
Abattoirs	131,262 —
Marchés aux bestiaux	91,600 —
Marchés divers.	5,012 —
Boucheries, charcuteries	14,243 —
Portes.	5,513 —
Chemin de fer.	54,427 —
Viandes de cheval	120,185 —
Triperies, abats.	34,794 —
Total.	661,100 kilos.

En 1880, 644,378 kilos.

PREMIÈRE PARTIE

ZOOTECHNIE

CHAPITRE PREMIER

DU BŒUF

§ 1. *Importance de l'espèce bovine en France.*

Le bœuf est domestiqué depuis la plus haute antiquité et se trouve à peu près répandu partout. Cependant on ne l'a jamais vu dépasser 65° de latitude ; au delà de cette limite, il devient si petit que ce n'est plus qu'à titre d'objet de curiosité qu'on le conserve dans certains jardins zoologiques.

L'importance de cet animal s'est fait connaître de tout temps. C'est lui seul qui pendant de longs siècles a fourni aux travaux de l'agriculture ; actuellement encore les deux tiers des bœufs de la France ne sont livrés à la boucherie qu'après avoir été utilisés aux travaux des champs. Dans certaines régions de notre sol où la production du cheval est presque nulle, l'agriculture serait peu prospère si celle-ci n'avait à sa disposition ces bœufs de travail doués de grandes forces, qui viennent en grande partie profiter des immenses pâturages que la nature a semés çà et là.

Envisagée au point de vue de sa conformation l'espèce

bovine n'a pas toujours présenté les mêmes caractères. On a cherché de tout temps à la modifier soit par des croisements avec des races étrangères, soit par des métissages plus ou moins étudiés, dans le but de créer des types nouveaux plus en rapport avec les exigences du moment. C'est en procédant de cette manière qu'on est arrivé à former des bœufs de travail dont on trouve un exemple remarquable dans la race de Salers, des bœufs d'engrais très répandus en Normandie et dans le Nivernais, enfin des bœufs mixtes comme ceux du Limousin.

Nous ne parlerons pas des vaches laitières qui forment un groupe à part et qui n'arrivent au marché qu'en petit nombre, lorsqu'elles ont été épuisées par une lactation prolongée.

Répartition. — Si maintenant nous jetons un coup d'œil rapide sur la répartition de ces animaux à la surface du sol de la France, nous voyons que l'homme a su faire un choix méthodique en rapport avec ses besoins.

Dans le Nord, les travaux des champs, semences et récoltes, doivent s'accomplir avec rapidité par crainte des gelées et des pluies; aussi le bœuf n'est-il que rarement employé en tant que bête de somme. On le rencontre néanmoins dans ces mêmes régions où il faut utiliser les résidus des distilleries, des féculeries et des sucreries, résidus qui sans ces animaux seraient en partie perdus. Dans le Midi, les phénomènes atmosphériques sont sujets à moins de variations, les beaux temps se prolongent davantage. Là, rien ne presse, rien n'est en retard, aussi le bœuf peut-il entièrement remplacer le cheval dans les travaux agricoles.

Les variations de l'espèce bovine employées à ces travaux diffèrent d'ailleurs suivant la nature et la richesse des terrains; il est évident que les terres fortes exigeront des sujets plus énergiques que les terres légères. Dans les embouches les bœufs d'engrais sont entretenus régulièrement pendant une période de l'année.

Les terrains argilo-calcaires élèvent des bœufs de haute stature et fortement établis qu'on ne retrouve pas dans les terrains granitiques, pauvres en agriculture. Quant à la répartition du bœuf au point de vue des débouchés nous aurons occasion d'y revenir dans le cours de cette étude. Contentons-nous de témoigner qu'aux environs des grandes villes ce sont les vaches laitières qui dominent.

Elevage. — Nous venons de voir d'après quel mode les animaux de l'espèce bovine se trouvent groupés sur notre sol, examinons maintenant de quelle manière ils sont élevés.

La division de l'élevage, il y a quelques années, était encore inconnue et le cultivateur, soucieux de ses intérêts, produisait, élevait et engraissait. Mais il était rare qu'il ait à sa disposition les moyens nécessaires pour mener à bonne fin une pareille entreprise; aussi l'engraissement n'était-il jamais parfait. Depuis lors on a adopté la division dans l'élevage du bœuf, contrairement peut-être à certains préjugés et l'on est arrivé à des résultats merveilleux. En effet, des soins spéciaux et appropriés étant donnés à tout un groupe d'animaux pris dans le même temps, l'engraissement va plus vite et peut arriver à ses dernières limites, chose presque impossible avec la première méthode. Cette division du reste a été si bien comprise que bientôt certains pays ont produit, d'autres ont engraissé et d'autres encore ont fait travailler. Mais tout en étant d'avis qu'il est bon de diviser pour produire, élever et engraisser, nous pensons qu'il y a mieux à faire et qu'il est difficile de réunir les diverses qualités d'engraissement et de travail chez les mêmes sujets. Nous sommes persuadé qu'il serait préférable d'élever des races franches à caractères bien définis, qui pour le travail, qui pour l'engraissement, qui pour le lait. On ne peut, en effet, avoir des animaux de boucherie arrivés au fin gras qu'autant qu'ils ont été élevés dans ce but. Si l'on cherche à obtenir des animaux pouvant à la fois travailler et produire de la viande ou du lait, on aura toujours des sujets incomplets.

S'il faut admettre le fait des races franches en principe, il faut également savoir que le cultivateur a besoin d'aides puissants et que plusieurs contrées seraient bien malheureuses si elles n'avaient à leur disposition ces bœufs mixtes susceptibles encore d'un certain engraissement. Cette remarque s'applique en particulier au Midi, qui se trouve dans l'obligation d'employer ses bœufs à la culture avant de les engraisser pour la vente. Cette adaptation a été appelée par Milne-Edwards : division du travail; par Baudement : spécialisation des fonctions économiques ; et par Darwin : divergence des caractères. M. Samson critique cette idée de Baudement dans la zootechnie pratique et ne veut pas de spécialisation puisque tous les bœufs, même ceux qui travaillent, doivent finir leur vie à l'abattoir. Le bœuf mixte sera donc, pour lui, le meilleur.

Amélioration. — Non content d'avoir des animaux domestiques excellents à tous les points de vue, on a essayé de les rendre meilleurs encore par des croisements répétés, soit avec la race de Durham, soit entre les mêmes races, par le procédé de sélections. La race anglaise de Durham (1) d'une

(1) Bien que la race Durham soit importée en France depuis près de quarante ans, il y a toujours deux graves questions pendantes pour ce qui concerne sa faculté d'acclimatation, outre la question de sa fécondité laitière.

Les agriculteurs belges se préoccupent, comme ceux de France, de ces questions. Pluseurs d'entre eux ont fait récemment une tournée en Angleterre, pour étudier la race Durham sur place. Voici les conclusions du rapport qu'ils ont présenté à la suite de ce voyage : « Notre voyage nous permet aujourd'hui, disent-ils, d'établir, avec maturité et confiance, les assertions suivantes :

« 1° Que la race Durham se compose de deux variétés bien distinctes et qu'il

constitution toute nouvelle, d'une amélioration supérieure, devait, nécessairement, attirer tous les regards. Sa précocité extrême, la réduction de son squelette, le développement énorme du système musculaire étaient, certainement, des avantages réels qu'il fallait songer à utiliser. Véritable prototype du bœuf de boucherie, elle servit donc à croiser nos races ; mais l'événement ne justifia pas les espérances. Dès que le sang infusé avait dépassé une certaine limite, on ne possédait plus que des animaux reproduisant, avec les qualités, les défauts de la race ; c'est-à-dire que la graisse, au lieu de se répandre dans l'intérieur des muscles, s'accumulait à l'extérieur. On arrivait ainsi à produire des viandes qui, loin de répondre au but que l'on s'était proposé d'atteindre, ne pouvaient convenir à notre alimentation. On est revenu depuis plusieurs années à un juste milieu et l'on n'a plus aujourd'hui recours à la race Durham que dans une certaine mesure.

Les tentatives d'amélioration de nos races par les races étrangères de l'Angleterre, de la Suisse et de la Hollande, n'ayant pas réussi, le cultivateur désillusionné au sujet de ces types que le progrès voulait admettre seuls dans le perfectionnement de nos animaux, commença à tenter le croise-

---

ne faut pas confondre : l'une pour la production du lait, l'autre pour la production de la viande ;

« 2° Que, dans l'une comme dans l'autre variété, les animaux de la race pure mâles et femelles, sont, en général, supérieurs à toutes les autres races ;

« 3° Qu'ils sont très précoces, aptes, bien qu'à un degré différent, à l'engraissement à tout âge, et remarquablement conformés pour ce but ;

« 4° Que la race Durham est une race essentiellement propre à transmettre ses qualités aux autres races ;

« 5° Qu'enfin, cette race mérite d'être élevée avec soin et propagée activement, non pas seulement pour sa propre multiplication, mais dans le but d'opérer, à l'aide de croisements à différents degrés, le développement des facultés qui ne sont pas suffisamment développées dans les races indigènes. »

ment de nos races entre elles. Ce procédé devait donner de beaux résultats en raison d'une sélection scrupuleuse et longtemps observée.

Mais le croisement ne saurait constituer, à lui seul, un procédé de perfectionnement. Il faut que la production agricole marche de pair avec les autres moyens d'amélioration des bêtes bovines ; que la culture, si elle n'est intensive, soit au moins supérieure afin de pouvoir donner à ces animaux une alimentation riche et de premier choix ; enfin que les soins hygiéniques ne leur fassent pas défaut pendant la période de l'engraissement. Si nous joignons à cet ordre d'idées un reproducteur renommé par ses ascendants et ses descendants, nous arriverons à posséder les moyens vrais de l'amélioration. Malheureusement on ne s'occupe pas assez en France, du taureau ; souvent il fait défaut dans bien des localités, ou, s'il existe, c'est le premier venu qu'on utilise. sans songer à l'influence du mâle sur le produit.

En règle générale, le travail du bœuf est de tous le plus économique et mérite à ce titre, qu'on s'occupe de son extension dans différentes contrées. Mais il ne faut pas oublier que l'aptitude parfaite au travail est à peu près incompatible avec la production de la viande, et que tous nos efforts doivent tendre à placer le bœuf dans les meilleures conditions possibles, pour qu'il puisse conserver les deux qualités opposées qui font le bien-être et la richesse du Midi. Depuis plusieurs années, ce problème semble avoir été résolu par l'accroissement de la consommation de la viande de bœuf, accroissement qu'il est facile de constater par les données prises à différentes époques.

Le cultivateur qui, avant ces besoins nouveaux, entretenait pour les travaux des champs des bœufs jusqu'à l'âge de huit ans, a été forcé de les livrer à la boucherie à un âge moins avancé, dans le seul but de réaliser de plus grands bénéfices. Il en est résulté que les animaux ont pris plus de viande et plus de graisse, tout en augmentant de qualité, et que leur valeur commerciale a été toujours croissant.

Engraissement. — Le bœuf destiné à fournir comme résultat final une viande de boucherie, est soumis à différents modes d'engraissement qui influent notablement sur sa valeur commerciale. Les bœufs de la Normandie, du Charolais, du Nivernais, de l'Auvergne et de la Vendée sont nourris dans les embouches où ils mangent l'herbe sur pied pendant toute la belle saison, ne rentrant à l'étable qu'à l'approche de l'hiver. Cet engraissement est de beaucoup le plus avantageux et le plus économique, du moins dans les régions où la nature du sol et les débouchés le permettent, car il nécessite peu de main-d'œuvre ; d'autre part, les animaux compensent, par leurs excréments déposés dans ces pâturages, le dommage causé par le piétinement des herbes. La viande, en outre, est la meilleure de toutes et possède une saveur des plus agréables.

Dans certaines parties du Cholet, de même que dans la Gironde, les bœufs subissent l'engraissement de pouture, c'est-à-dire qu'ils restent en stabulation permanente pour manger des betteraves, des navets et du son pendant l'hiver, de l'avoine et du trèfle au printemps. En descendant plus bas dans le Midi, nous constatons que les bœufs sont élevés dans de moins bonnes conditions, et qu'ils donnent plus de travail en échange d'une nourriture peu riche. Vers le Nord, ainsi que nous l'avons vu, les animaux sont nourris avec des résidus variés tels que : pulpe de betteraves, drèche, tourteaux de lin, féverolles, farines. Le Limousin engraisse ses bœufs d'une manière mixte, tantôt au pâturage et tantôt à l'étable où ils reçoivent des fourrages secs et des racines.

Les idées que nous venons d'exposer sont celles de nos premiers maîtres dans la science vétérinaire, car nous ne pouvons déjà oublier l'enseignement de nos prédécesseurs et nous n'avons nullement l'intention de réformer ou même de transformer cette partie de la zootechnie. Il est un fait constant qui ressort de cette observation : c'est que la température du climat, la qualité de la nourriture et les maux de l'esclavage ont fait dégénérer nos races ou les ont profondément modifiées. Comparons, en effet, nos chétives brebis au mouflon, qui passe pour avoir été l'origine de cette espèce. Nous voyons que ce dernier est grand. robuste, armé de cornes puissantes, qu'il est très agile, tandis que nos brebis ne possèdent nullement ces caractères et qu'elles n'ont absolument de la race primitive que la douceur. Le bœuf qui se modifie notablement suivant la richesse des pâturages, subit également les influences du climat. C'est, du reste, ce que viennent témoigner les animaux qui habitent les terres du Nord et qui sont couverts d'un poil long et touffu. Le bœuf a même une bosse dans le nord de l'Asie et de l'Amérique, mais ne présente jamais cette gibbosité dans le nord de l'Europe. Ajoutons à ces points capitaux de modification de l'espèce, la domesticité qui a contribué, pour une large part, à troubler, dans un sens favorable à nos vues, la manière d'être de nos animaux, — ce que beaucoup n'ont pas craint d'appeler de la dégénération au dernier degré, — et nous aurons les causes de ces troubles profonds survenus dans les races.

Il se présente maintenant que nous avons étudié les modifications apportées dans les espèces, une considération de la plus haute importance et dont la vue est plus étendue : c'est celle du changement des races survenu dans chaque espèce. S'il en est ainsi, le pouvoir de la création des races par les soins de l'homme est une chose plausible, dont on peut donner plusieurs exemples tant dans l'espèce chevaline que dans celle du bœuf et du mouton. Aussi, croyons-nous qu'il serait osé d'admettre, avec certains auteurs, que toutes les races sont d'origine primitive, créées lors de la création des espèces et conservées de tout temps.

Les découvertes de l'embryogénie, l'influence de l'hérédité et du milieu sur les races ont fait tomber les doutes sur l'immutabilité de l'espèce animale. En effet, les formes des animaux se modifient lentement sans les facteurs variés que nous avons étudiés plus haut. Certainement les changements qui se sont opérés à la surface de la terre ont été gradués comme la transformation des animaux. Puisque tout change et se transforme dans la nature, pourquoi ne pourrions-nous admettre que le climat, la domesticité, le régime, les soins hygiéniques, la sélection, les croisements et l'hérédité aient assez d'influence pour permettre à l'homme de modifier les races sous sa main puissante et presque à sa fantaisie ? L'homme sait profiter en maître de son intelligence sur les animaux : il a choisi ceux-ci pour sa nourriture, parce que leur chair est de son goût ; ceux-là pour les besoins de l'agriculture, de la course et de la guerre ; les autres pour fournir à l'entretien de ses vêtements, et il les a perfectionnés et façonnés dans le seul but de sa plus grande utilité, comme si, dieu nouveau, il avait le don de vouloir et de créer.

§ 2. *Races bovines françaises et étrangères du marché aux bestiaux de la Villette.*

Lorsque le service sanitaire, fonctionnait en permanence sur le marché de la Villette, nous avons eu le loisir d'étudier

3.

les différentes races d'animaux qui passaient dans ce grand centre d'approvisionnement ; quelquefois même, nous avons prêté notre concours aux élèves de l'Ecole pour la reconnaissance des types variés qu'ils voyaient devant eux.

Aujourd'hui que l'inspection des viandes a pris une grande extension, nous avons pensé qu'il serait bon de communiquer les notes que nous avions alors prises, tant sur les animaux vivants que sur ceux abattus.

Notre témérité est peut-être grande d'aborder des questions aussi controversées et surtout après des maîtres autorisés ; mais nous n'avons eu qu'un but, d'être utile à nos collègues et confrères de l'inspection de boucherie de Paris. Au reste, notre observation ne changera rien au cours des choses, elle est moins un conseil que la constatation d'un fait.

Races françaises. — Les bœufs qualifiés de Normands sur nos marchés, viennent du Calvados, de l'Orne, de la Manche, quelquefois de la Seine-Inférieure et aussi de l'Eure. Ils ont un caractère uniforme, invariable ; c'est celui de la robe dite *bringée*, constituée par un mélange de couleur rouge et noire, avec une disposition particulière de cette dernière se distribuant en longues zébrures, depuis le dos jusqu'au bas du ventre. Il existe aussi souvent du blanc, mais par taches plus ou moins grandes ou par bandes parallèles aux lignes noires Ces taches aideront plus tard à distinguer plusieurs modifications de cette race (1).

La tête présente des caractères de la plus haute importance: elle est assez courte ; le mufle est large, épais, refoulé et donne à l'animal une physionomie refrognée. Ajoutons encore le front creux, les orbites saillantes, les cornes petites,

______

(1) Nos bœufs dérivent de trois types qui répondent à des formes encore vivantes : *Bos primigenius, longifrons* ou *brachyceros* et le *Bos frontosus.*

recourbées en haut et en avant et nous aurons l'ensemble des traits de la race normande.

Ces bœufs, que la boucherie estime en raison de leurs grandes qualités, sont nourris dans des pâturages qui portent le nom d'embouches et qui sont composés par une succession d'espaces limités, dans lesquels les animaux paissent insensiblement à mesure que l'herbe pousse et que l'engraissement arrive à son summun d'intensité. Les bœufs d'herbe, en effet, ont toujours prévalu sur les animaux engraissés à l'étable par les moyens artificiels de nos jours. Il est vrai qu'avec ce régime il est difficile d'arriver à cet embonpoint exagéré des bœufs de concours, mais aussi la qualité de la viande est préférable à celle des bœufs nourris de pulpe, de drèche et de tourteaux.

Pendant quatre mois de l'année, la Normandie nous fournit 1,300 bœufs par marché, et cesse ses envois aussitôt qu'approche l'hiver, époque à laquelle elle fait rentrer les animaux à l'étable.

Au point de vue commercial, ces bœufs sont parfaitement considérés. On leur reproche cependant d'être un peu grossiers dans le squelette en général et dans les membres en particulier, ce qui occasionne toujours de la perte dans le rendement; aussi certains bouchers préfèrent-ils le bœuf nivernais à charpente moins volumineuse et dont la viande est d'apparence marbrée. Ce qui différencie encore les normands des autres bœufs de boucherie, c'est qu'étant châtrés de très bonne heure, sous la mère, pour nous servir de l'expression consacrée, l'animal n'a pas le temps de se développer sous l'empire du testicule et la viande conserve toute sa saveur et un jus que les autres n'ont pu encore obtenir. La graisse des bœufs nourris exclusivement aux champs prend ordinairement une teinte jaune safran très goûtée du commerce de la boucherie, qui trouve dans cette coloration une preuve certaine de l'alimentation que les animaux ont reçue.

Il existe plusieurs variétés dans cette race, suivant que les animaux sont plus uo moins mélangés de sang Durham, ou bien qu'ils descendent vers la Mayenne pour prendre certains caractères de la race mancelle. Mais les types les mieux tranchés et qui persistent encore de nos jours, sont les Cotentins et les bœufs de la vallée d'Auge. Aux seconds appartient l'ampleur des formes, la taille très élevée, un système osseux très massif; le pelage est moins foncé, le blanc semble y dominer. Les premiers, au contraire, sont moins volumineux, aux contours plus réguliers; la robe est entièrement bringée. C'est dans cette dernière que nous rencontrons la véritable laitière.

Le sang Durham qu'on a introduit dans la vallée d'Auge fait que beaucoup de ces animaux où ce sang domine ont perdu un peu de leur qualité de viande en devenant plus précoces et plus aptes à prendre de la graisse, particularité constante qu'on retrouvera partout et dont nous aurons à parler plus tard dans le cours de cette étude.

A côté des Normands se placent les bœufs de la Mayenne et de la Sarthe, connus sous le nom de Manceaux et les métis anglais de cette race. Ces animaux qui, au marché, font partie de l'expédition des Normands, se distinguent cependant par des caractères bien tranchés. Ce sont bien les formes massives des premiers, mais la tête est plus fine, le mufle moins large, le chanfrein droit, les cornes mieux portées et dirigées de côté en haut et arrière. Le pelage varie beaucoup depuis le blanc pur qui semble appartenir à la race primitive, jusqu'à une teinte presque pie rouge. Enfin, on remarquera toujours de larges taches blanches sur un fond plus ou moins jaune ou rouge, avec des poils touffus, hérissés. Cette race disparaît de plus en plus depuis qu'elle a été croisée avec le Durham; aussi ne trouve-t-on aujourd'hui que des métis précoces et moins grossiers dans leur squelette que ceux de l'ancienne race. Ces animaux, au point de vue de leur viande, empruntent beaucoup des qualités des Normands (1).

Si nous passons dans le Maine-et-Loire, les Deux-Sèvres, la Vendée, la Loire-Inférieure et la Charente-Inférieure, nous y trouvons la race choletaise dont les caractères se modifient un peu suivant qu'on envisage les animaux de tel ou tel département. Dans le Maine-et-Loire, nous avons le type du bœuf cholet reconnaissable aux signes suivants : l'animal dans son ensemble revêt une couleur d'un jaune clair; le nez, le pourtour des yeux, les extrémités des cornes sont noirs, de même les poils de la couronne. Ces caractères saillants les distinguent de suite des animaux de la Charente et de la Creuse, avec lesquels ils ont d'ailleurs beaucoup d'analogie (2).

En pénétrant dans la Vendée, nous trouvons les mêmes animaux, mais avec des différences sensibles. La couleur de la robe est d'abord plus foncée, les poils sont plus longs,

---

(1) Les Manceaux, dont le développement n'appartient plus guère qu'à l'histoire, ne doivent pas être confondus avec les Durham-Manceaux. Ce groupe qui s'éteint de plus en plus, doit son origine à des croisements opérés entre les populations voisines de la Normandie, de la Bretagne et de la Vendée (Baron).

(2) « Dans une description aussi succincte, nous avons dû laisser de côté l'ethnologie de nos races domestiques pour n'étudier les animaux de boucherie qu'au point de vue de la démographie ou de la sociologie.

« C'est une nouvelle science, dit M. Baron, créée par Auguste Comte et qu'il importe de transporter du domaine de l'étude de l'homme, dans celui de l'étude des animaux, car en zootechnie, nous avons à analyser des races (*ethnologie*), des populations (*démographie*), et des sociétés (*sociologie*).

« Dans l'espèce humaine, les sociétés sont caractérisées par une réunion d'êtres ayant les mêmes lois, le même mode d'administration et la même histoire. Les hommes isolés s'agrègent et forment des peuplades sauvages qui, souvent s'asso-

noirâtres à leurs extrémités ; on leur donnerait à première vue le pelage du gascon. Ces animaux se modifient davantage encore autour des marais et constituent les bœufs maraichins dont la taille élevée va jusqu'à dépasser les plus grands bœufs de Normandie. Depuis le dessèchement des marais, ces bœufs sont devenus meilleurs, le pelage est long et touffu, les extrémités des poils sont légèrement enfumées (1).

Près de la Bretagne et aux environs de la ville de Nantes, les animaux ont le squelette plus volumineux, la culotte moins fournie, le poil souvent hérissé. Dans la Charente-Inférieure, les animaux présentent les caractères de ceux des marais.

Les Cholets commencent leur arrivée au marché quand la Normandie diminue ses envois et fournissent pendant toute la saison d'hiver 2,400 bœufs par semaine. En considérant ce chiffre énorme, on comprend de suite de quelle importance est cette race pour l'approvisionnement de Paris. Au point de vue commercial, ces animaux forment un trait d'union entre les Normands et les Limousins, puisqu'ils sont nourris tantôt aux pâturages, tantôt à l'étable. Le rendement est considérable en raison du peu de développement de leur système osseux, mais la viande est plus sèche, moins savoureuse que celle des bœufs normands, ce qui résulte, sans doute, d'une émasculation incomplète.

---

cient à d'autres pour conquérir une nouvelle patrie. Puis ils se fixent, deviennent plus stables, érigent les premiers mouvements de leur histoire, qui commence par les hiéroglyphes pour arriver à l'écriture, avec tout ce qu'elle entraîne à sa suite dans la civilisation de l'humanité.

« La sociologie, considérée chez nos animaux domestiques, est l'étude des groupes ayant une véritable histoire à la façon d'une civilisation humaine quelque peu élevée. » (Baron.)

(1) Le bœuf cholet présente toujours des taches noires sur la langue.

La race limousine est, après les bœufs de la Normandie, une des plus estimées du marché. Les bœufs, dits Limousins, nous sont expédiés de la Vienne, de la Haute-Vienne, de la Charente et même de la Dordogne. La dispersion de cette race sur une aussi vaste étendue fait prévoir les modifications nombreuses apportées non seulement dans le mode d'élevage, mais encore dans leurs caractères distinctifs.

Dans le département de la Vienne, où nous trouvons une race pure, les animaux sont de haute taille, de formes assez élégantes, représentant assez vaguement le bœuf du Maine-et-Loire pour un œil peu exercé. Cependant la couleur de la robe est plus foncée, plus rouge, le pourtour des yeux et le bout du nez sont d'une teinte rosée ; les extrémités des cornes dirigées un peu bas et en avant sont légèrement grisâtres. Ces animaux travaillent beaucoup, aussi n'arrivent-ils au marché qu'à l'âge de 6 ans, après avoir donné une certaine somme de produits ; la graisse se répand alors dans l'intérieur de la fibre musculaire pour constituer une viande d'apparence marbrée ; elle ne s'amasse pas à l'extérieur comme sur les animaux d'engrais poussés au fin gras par les procédés artificiels.

Le rendement de la viande semble tout d'abord plus considérable que celui des bœufs normands à cause de la réduction du squelette ; mais si nous tenons compte de la compacité des os, nous arrivons à trouver que la différence est si faible qu'il est inutile de l'indiquer ; il s'agit là, à proprement parler, d'une apparence trompeuse. Cependant le bœuf limousin offre plus de rendement, car il a de la graisse et le normand des os. La viande est bonne à cause des filons de graisse répandus dans son intérieur, si nous considérons toutefois les animaux jeunes ; au contraire, les bœufs bistournés assez tard dans l'intérêt d'un travail meilleur, ne nous présentent plus qu'une viande assez sèche et ne pouvant être comparée à celle des animaux nourris exclusivement à l'herbe.

Dans le département de la Creuse, nous rencontrons la race marchoise, modification de la race du Limousin. Les bœufs qui nous arivent de ce département, plus petits que les Limousins, sont en très bon état ; les vaches assez mal con-formées et peu en graisse, sont achetées pour différents ser-vices ; elles pourraient cependant, si elles étaient engraissées à point, figurer honorablement à côté de certains bœufs cho-lets. Quelques caractères particuliers permettront d'avoir une idée de ces animaux. Les bœufs sont de taille élevée, de cou-leur jaune foncé ; les poils sont plus longs et plus hérissés que ceux du Limousin ; la tête est petite, bien faite, surtout chez les vaches où les cornes sont contournées sur elles-mê-mes et dirigées presque horizontalement la pointe un peu en arrière. L'ensemble de ces animaux est bon, mais leur viande, d'inférieure qualité, est dure à manger, sans finesse, ré-sultat d'un travaif excessif et trop prolongé.

Dans la Charente, les animaux sont plus grossiers, ils ont la robe d'un rouge plus accentué.

Il nous faut placer à côté de ces animaux les bœufs garon-nais, si nous voulons rester d'accord avec les auteurs qui ad-mettent que la race garonnaise est une modification de la race limousine. Cette modification serait en rapport avec les exigences du pays et du climat ; les caractères sont cependant bien tranchés.

Les bœufs appelés garonnais viennent de la Haute-Garonne, de la Dordogne et du Lot-et-Garonne. On les distingue des véritables Limousins par les caractères suivants : le pelage est froment, le fanon très développé tombe très bas entre les membres, la tête est large, forte, et le chanfrein se trouve comme pincé au-dessous des yeux. Les cornes, irrégulières, sont dirigées en bas en arc de cercle, la pointe rapprochée des joues, ce qui fait qu'on est obligé de couper l'une des deux pour attacher au joug les animaux sans inconvénient. Les aplombs sont irréguliers et les jambes de devant, à partir du genou, se dévient de dedans en dehors pour donner à l'animal un aspect particulier qui rappelle celui du cheval panard. Ces bœufs sont d'un volume surprenant et dépassent souvent en masse les plus grands de la Normandie. La chair, de même que celle du Limousin, est d'apparence marbrée : mais elle est loin d'avoir toutes ses qualités. Le suif, en outre, est très abondant et la charpente trop développée.

D'après M. Dampierre c'est une des plus belles races.

Les bœufs berrichons, que nous avons pu reconnaître, présentent un poil assez long et touffu, légèrement rougeâtre, avec une teinte blaireau. Le pourtour des yeux et du mufle a une couleur rosée, les extrémités des cornes ne sont plus franchement noires. A ces caractères peu tranchés, on doit admettre que ces bœufs sont le résultat de croisements successifs avec les races choletaise et limousine et qu'ils ne peuvent former une véritable race.

Si nous remontons dans la Nièvre, le Cher, le département de Saône-et-Loire, nous avons les bœufs blancs, animaux très estimés aujourd'hui et connus sous le nom de bœufs nivernais, bœufs charolais. Nous n'essayerons pas d'établir une distinction tranchée entre ces deux variétés, tout le monde les confond aujourd'hui ; seulement nous dirons que la race charolaise est la race primitive, améliorée en passant entre les mains des éleveurs de la Nièvre, qui l'ont façonnée à leur manière par des croisements successifs avec les animaux du pays. Aussi maintenant ne distingue-t-on les Nivernais des bœufs charolais qu'au plus grand perfectionnement des premiers. La tête, en effet, est plus fine, le fanon n'existe plus, les jambes minces, très courtes, semblent plier sous le poids d'un corps volumineux ; enfin, ces animaux représentent le véritable bœuf de boucherie poussé à son dernier développement.

Dans le Charolais les bœufs ont les caractères négatifs de ceux de la Nièvre. La robe blanche est la couleur vraie du bœuf nivernais, et toutes les autres nuances plus ou moins jaunâtres font toujours pressentir un métissage ou des croisements multiples. Une ligne du dos bien soutenue, une fesse très descendue, un chignon nul, et un squelette très réduit, constituent les caractères les plus saillants de cette race.

Les départements de Saône-et-Loire et du Cher fournissent aussi des bœufs blancs que l'on distingue des Nivernais par leurs formes plus grossières et un système osseux plus développé.

Les animaux de cette race dont la couleur est café au lait, sont des croisements de Durham. Ces bœufs ne sont estimés qu'autant que la race anglaise n'a fait que les approcher, car alors on trouve des avantages surprenants de précocité et d'amélioration générale ; mais aussitôt que ce sang domine, les animaux perdent de leurs qualités et n'ont plus que les défauts des races anglaises, défauts que nous avons déjà étudiés et qui font que ces bœufs perdent totalement la valeur qu'on attribuait à la race primitive.

La viande des Nivernais, sans être l'égale de celle du bœuf normand, peut toutefois rivaliser avec elle ; dans bien des cas, certains bouchers ont été jusqu'à la préférer, à cause du persillé, à la chair du bœuf d'herbe. Quoi qu'il en soit, le rendement est énorme et peut-être supérieur à poids égal à celui de tous les autres bœufs. Les bœufs nivernais, de même que ceux du Cholet et du Limousin viennent approvisionner le marché, l'automne et une partie de l'hiver, au nombre de 7 à 800 par semaine.

L'Auvergne, renommée par ses grands pâturages, entretient un nombreux bétail qu'il importe de bien connaître et de bien caractériser : nous voulons parler des bœufs du Puy-de-Dôme et du Cantal, dont l'origine se perd dans la nuit des temps. Ceux que l'on voit sur nos marchés sont de haute taille, très enlevés sur les membres. La robe d'un brun foncé ou quelquefois d'un brun plus rouge, comme chez les vaches, est un des caractères le mieux conservé et propre à la race de Salers. La tête est forte, le chanfrein droit, resserré, les cornes sont longues, bien portées, le fanon n'est pas tombant. Ces animaux, qu'on décrivait comme étant aplatis d'un côté à l'autre, avec des saillies prononcées, sont aujourd'hui assez bien conformés et trouvent facilement leur place dans le commerce supérieur de la boucherie. Du reste, la viande est d'un goût si délicat qu'elle est demandée par beaucoup de gourmets.

L'ancienne race du Quercy n'est plus représentée sur nos marchés de Paris que par de petites vaches assez maigres qu'on peut rapprocher des vaches limousines, à cause de leur couleur et de leur cornage. Ces animaux, d'un engraissement difficile tendent aujourd'hui à disparaître devant le Limousin.

Sous la dénomination de Gascons, nous allons comprendre tout un groupe d'animaux se rattachant entre eux par des liens assez étroits : nous voulons parler des bœufs qui sont élevés dans le Tarn, l'Aude, l'Ariège et même l'Aveyron. Laissant de côté les faibles signes distinctifs qui permettent de reconnaître ces différentes variétés, nous dirons que la robe de ces animaux est ordinairement gris blaireau, plus foncée sur la tête, le cou et les fesses, tandis que la face interne des membres reste très claire. Les cornes sont noires aux extrémités et les muqueuses des paupières et du mufle présentent aussi une teinte noirâtre ; l'encolure est forte et courte.

Ces animaux, qui sont encore aujourd'hui considérés comme les meilleurs travailleurs, sont peu améliorés au point de vue de la boucherie.

Le département de l'Aveyron expédie encore des bœufs appartenant à la race d'Aubrac, et qui ne se distinguent des animaux précédents que par un corps très allongé et une ligne du dos plus soutenue.

Une des races bovines françaises qui a le mieux conservé ses caractères est celle élevée dans la Bretagne. Aussi pouvons-nous voir sur notre marché des bœufs des Côtes-du-Nord, du Finistère, de l'Ille-et-Vilaine et de la Loire-Inférieure, dont les signes distinctifs ne peuvent tromper personne.

Dans les Côtes-du-Nord les bœufs sont de petite taille, bien que cependant ils atteignent dans ce département le plus d'ampleur de formes. La robe est pie-rouge ; les cornes petites, assez bien plantées, ont les extrémités noires, comme dans la race cholette.

Dans le Finistère les animaux sont encore plus petits, de couleur pie-noir avec la tête fine, gentille, le chanfrein droit, les cornes contournées en lyre, noires aux extrémités. Dans la Loire-Inférieure, les animaux se rapprochent beaucoup plus comme couleur et comme cornage des bœufs cholets : le mufle, le pourtour des yeux, les extrémités des cornes sont noires, et la robe rappelle celle des bœufs maraichins. Quant aux bœufs de l'Ille-et-Vilaine ils empruntent beaucoup à la race mancelle, avec laquelle ils se mélangent chaque jour.

Ces animaux, qui étaient autrefois mal nourris et abandonnés à eux-mêmes, sont maintenant l'objet de plus de soins et d'une amélioration constante. Leur viande est très recherchée en boucherie, surtout celle des bœufs des Côtes-du-Nord. Le voisinage de la mer lui procure peut-être une saveur particulière.

Nous avons déjà fait connaître l'influence du sel sur l'accroissement des jeunes bestiaux. L'influence sur le développement de la chair n'est pas moins manifeste. On connaît la viande forte, succulente, entremêlée d'une graisse jaune et compacte des animaux de la Charente-Inférieure et de la Basse-Normandie, il en est de même de tous les bestiaux qu'on laisse paître une grande partie de l'année dans les prairies limitrophes de la mer. L'air salin explique ce surcroît de nutrition ; aussi peut-on produire ce dernier artificiellement, pour les animaux qui paissent dans les prairies basses de l'intérieur, en ajoutant du sel à leurs aliments, car il est impossible de laisser ces animaux constamment à l'air, à cause de leur lymphatisme. Ils deviendraient pneumoniques et phtisiques. Par contre, on évitera ces maladies par le régime salin (Burggraëve).

Le sel est l'agent conservateur par excellence, sans sel, tout tend à la décomposition.

Quand on considère, dit Alexandre de Humboldt, l'auteur du *Cosmos*, la sécheresse qui règne dans l'intérieur des grands continents et l'aridité de la végétation dans ces contrées centrales, on reconnaît que la prédominance des mers est une des conditions de la fécondité du globe et du développement de la population organique.

L'influence des marais salés est également connue et nous n'avons pas besoin de rappeler que les marais d'eau douce donnent naissance aux effluves palustres.

Le bétail qui pâture dans les marais d'eaux pluviales de la

Camargue est atteint de cachexie aqueuse, tandis que celui de même race, qui paît dans les marais de nature saline est fort et vigoureux.

On rencontre à chaque instant dans les steppes de l'Ohio, de l'Indiana, du Kentucki, des pistes de bandes de buffles conduisant aux gîtes salifères, quelquefois à d'énormes distances, deux à trois cents lieues. C'est l'instinct qui guide ces animaux comme l'hirondelle dans ses migrations.

Partout où le sel vient s'efforescer à la surface du sol, des mammifères et des oiseaux s'y rassemblent en quantité innombrable. C'est au bord des mers tropicales qu'on trouve ces inépuisables dépôts de guano qui alimentent l'agriculture.

Il y a dans le sel — selon l'expression du physiologiste Haller — quelque chose qui convient à la nature animale. Il en est des carnassiers comme des herbivores, tous en mangent avec plaisir. L'homme s'en trouve également bien, et Homère dit que son usage est divin. Sans sel on ne saurait vivre : c'est l'agent de la conservation universelle (1).

Nous recevons encore au marché quelques autres bœufs, mais en très petit nombre : tels les bœufs de l'Allier, constituant autrefois la race bourbonnaise et qui ne forment plus de types distincts depuis que le Charolais a pénétré dans ce département de concert avec le Durham. Ces bœufs sont de forte taille, un peu plus élevés que les Nivernais; ils sont blancs, quelquefois avec une teinte jaunâtre, la tête plus large, les cornes plus épaisses, le squelette plus grossier. Nonobstant, ils sont bien culottés et leur viande est de bonne qualité. Ces bœufs sont engraissés dans toutes les sucreries du Nord.

---

(1) A. Centerick, *Art de prolonger la vie*, 1879.

Nous ne parlerons pas de la race flamande, car il ne nous arrive au marché que les vaches épuisées de certains nourrisseurs. Cette laitière, qu'on rencontre partout, est facilement reconnue à sa robe brune. Sa tête est fine, petite, portée par une encolure mince; les cornes sont dirigées en avant.

Il en est de même des vaches hollandaises qu'on ne sacrifie qu'à un âge fort avancé. Elles ont le ventre volumineux, la tête petite, le train postérieur très large faisant contraste avec la minceur du garrot.

Nous venons de passer en revue à peu près toutes les races françaises de l'espèce bovine qui viennent approvisionner, à différentes époques de l'année, le marché aux bestiaux de la Villette. Il ne nous reste plus maintenant pour terminer cette nomenclature qu'à parler des bœufs étrangers qui depuis plusieurs années ont concouru, pour une certaine part, à grossir le contingent du marché.

Races étrangères. — Les bœufs africains qui nous arrivent par centaines à chaque marché pendant la saison d'été, sont de très petite taille. La tête fine, comme celle du bœuf breton, est surmontée de cornes volumineuses très aiguës, de couleur verdâtre et relevées en haut. La robe, qui est ordinairement fauve, présente souvent des variations de tons; tantôt elle est noire ou brune, tantôt elle est gris blaireau ; les poils sont touffus et hérissés.

Ces animaux sont encore peu améliorés, et il ne peut en être autrement car les soins qu'on leur procure sont négatifs. Ils vivent abandonnés à eux-mêmes dans des terrains incultes où ils sont obligés de marcher tout le jour pour y trouver une faible nourriture. En hiver, ces bœufs se portent mieux et réparent les pertes qu'ils ont faites pendant les chaleurs de l'été, n'étant plus contraints à manger des herbes desséchées par un soleil ardent. On comprend alors qu'élevés dans de pareilles conditions, ces animaux ne peuvent présenter une race parfaite et qu'ils se trouvent en rapport exact avec les progrès de l'agriculture du pays (1). Ils ont rendu, cependant, de grands services en ce sens que leur viande, qu'on pensait devoir être dure, fut jugée excellente et qu'elle contribua pour une large part à la fourniture des hôpitaux de Paris. Quelques personnes ont réussi à obtenir des bœufs de forte charpente avec les races importées de France ou d'ailleurs, mais elles ont reconnu que ces animaux supportaient moins facilement les chaleurs que les races du pays.

Dans la Sardaigne, ce sont absolument les mêmes animaux, mais qui se sont modifiés considérablement en passant en Europe. Ils ont pris de suite plus de taille, l'engraissement est devenu facile, en même temps que la viande a augmenté de qualité. On ne les différencie des premiers que par leur taille plus élevée.

L'Italie fournit, pendant six mois de l'année, environ 350 bœufs par marché, qui appartiennent à des types différents, que nous allons esquisser à grands traits. Les bœufs piémontais sont de taille très élevée, aux saillies accentüées, la tête est lourde, chargée de cornes massives, noires au sommet et toujours usées par le frottement ; la robe est d'un jaune nuancé de rouge. Ceux qui sont expédiés de Parme et de Bologne ont la robe d'un blanc mat, avec les extrémités des poils gris cendré. Ils sont moins volumineux que ceux du Piémont et toujours en très mauvais état. Les toscans peuvent être comparés comme ensemble aux bœufs charolais. Enfin, les Napolitains présentent quelques caractères spéciaux,

---

(1) Les bœufs africains ne sont livrés à la boucherie qu'à l'âge de dix à douze ans.

tels que fanon développé, corps très long, cornes disposées semblablement à celles des bœufs hongrois, robe d'un blanc douteux avec une teinte blaireau sur la tête et les épaules.

Ces animaux sont à peu près copiés sur le même modèle : ils sont tous très grands, fortement charpentés, aux contours anguleux souvent peu en graisse. Cependant il nous a été possible d'en admirer quelques-uns poussés au fin gras et qui peuvent certainement rivaliser avec nos plus gros bœufs. Leur amélioration fait peu de progrès, et la race milanaise, bien que portant le nom de royale, n'a jamais pu, jusqu'à ce jour, être préférée à nos races privilégiées de la Normandie, du Limousin et du bassin de la Garonne.

Ces bœufs laissent beaucoup à désirer, si nous en jugeons par ceux qui viennent au marché. Ils sont ordinairement peu préparés pour la vente, car ils sont dirigés, au sortir de la culture, vers les marchés d'approvisionnement avant de subir à l'étable un engraissement préalable. Cette faute sera, nous n'en doutons pas, reconnue; et quand le préjugé sur la qualité de la viande de ces bœufs sera tombé, on agira dans ce sens bien plus pratique et surtout plus économique.

Nous n'avons pas à rechercher ici les causes qui font que ces animaux viennent sur nos marchés depuis bientôt six ans. M. Cornevin, dans un récent ouvrage, a décrit très longuement l'influence que le percement du Mont-Cenis a apporté dans nos relations avec l'Italie et notamment en ce qui concerne les bestiaux. Il fait ressortir qu'avant l'ouverture de cette voie, on ne voyait que des bœufs italiens maigres et épuisés, tandis qu'actuellement la concurrence s'est établie, non seulement pour des bœufs mieux entretenus, mais encore pour les porcs et les moutons. Nous constatons qu'il en est de même sur notre marché de Paris, et que tous ces animaux, malgré leur mauvais état, sont très utiles, pour le maintien, dans de justes limites, d'un cours déjà trop élevé.

L'Autriche et l'Allemagne nous ont fourni quelques centaines de bœufs, des bohémiens que nous pouvions confondre à première vue avec les bœufs du Bourbonnais. Mais un examen plus attentif nous fit découvrir dans les cornes irrégulières, le chanfrein busqué et le mufle plus épais, des caractères distinctifs avec les races françaises.

Des bœufs des environs de Berlin avec une robe tantôt pie-noir, tantôt pie-rouge ou même brune et quelquefois noire, nous ont été expédiés également dans le même temps. Tous leurs caractères avaient beaucoup d'analogie avec les races comtoises ; aussi la confusion était-elle permise au début. Nous espérions revoir ces animaux afin de les étudier davantage au point de vue de la conformation ; mais les arrivages ayant cessé, il nous a été impossible d'avoir sur eux des renseignements précis. Nous le regrettons d'autant plus que ces bœufs étaient en très bon état de graisse et parfaitement considérés par la boucherie.

Nous devons signaler encore brièvement l'essai tenté, il y a quelques années, par des expéditeurs du Danemark, essai qui est resté infructueux en raison des frais énormes de transport. Ces bœufs étaient de plusieurs races distinctes danoises, quelques-uns même étaient sans caractères bien définis, d'autres ne se faisaient plus reconnaître que par l'excès des croisements successifs avec la race anglaise de Durham. Les premiers animaux qui attirèrent notre attention étaient des bœufs pie-noir semblables dans leur ensemble aux bœufs du Finistère : leur robe, leur taille présentaient en effet les mêmes caractères. Néanmoins certaines particularités telles que la largeur du mufle, la couleur verdâtre de l'extrémité des cornes, l'allongement plus marqué du corps et la saillie des hanches nous permirent de différencier ces animaux de ceux à qui nous les avions d'abord comparés. Cette race, si on s'en rapporte au célèbre professeur M. Magne, devrait à son développement sur un sol aride, ses nombreux rapports avec la race bretonne.

Parmi les animaux que nous venons de reconnaître, se trouvaient des petits bœufs au poil pie-rouge, assez comparables aux bœufs des Côtes-du-Nord, mais plus longs et plus forts et que l'auteur déjà cité a appelé race du Holstein. Il existait en outre des vaches à la robe brune, de véritables Flamandes importées sans doute dans les nombreux pâturages du Shleswig pour y être engraissées afin d'être conduites ensuite sur les marchés de Londres. Enfin nous y avons remarqué des animaux de pure race anglaise. Ces bestiaux, en parfait état de graisse, primaient ce jour sur la qualité des autres bœufs.

Nous pouvons encore citer les bœufs de l'Andalousie, que plusieurs faibles envois nous ont fait connaître et qui se distinguent des bœufs du Béarn par un corps assez long, des membres fins, des yeux vifs, des cornes dressées. La robe est jaune, mais les poils de la tête, de l'encolure et des épaules sont noirâtres. Ces bœufs sont peu estimés.

Cet aperçu des races bovines est bien incomplet, si on le compare à certains ouvrages de zootechnie ; on trouvera, sans doute, qu'il eût mieux valu décrire méthodiquement chaque race en développant les considérations importantes qui se rattachent à l'étude de chacune d'elles. Mais ce travail, au-dessus de nos forces, n'aurait plus répondu au but que nous nous sommes proposé : donner dans un court exposé les principaux caractères des animaux qui passent sur le marché aux bestiaux de la Villette.

§ 3. *Viandes de bœuf, de taureau et de vache.*

Nous allons maintenant retrouver à l'abattoir ces races que nous venons d'étudier brièvement ; mais s'il nous a été facile de donner des signes distinctifs sur le bétail vivant, nous aurons plus de difficulté à parler des viandes de ces mêmes animaux. Elles n'ont point de couleur définie qu'on puisse caractériser d'un mot : l'âge, la race, le sexe et la nourriture sont en effet les modificateurs puissants qu'il faut bien connaître pour établir sûrement toutes les nuances de qualité que les hommes du métier — nous entendons les hommes capables — prennent en haute considération dans leurs achats journaliers. Nous savons tous que les sujets qui travaillent beaucoup et qui ne sont sacrifiés pour la boucherie qu'à l'âge de 8 à 9 ans donnent une viande dure à manger. Par contre les animaux trop jeunes fournissent une viande intermédiaire peu faite, contenant moins d'azote et dont la couleur rouge vif frappe singulièrement la vue. La graisse subit aussi des modifications de tons en rapport exact avec la nourriture donnée aux animaux. Elle est jaune safran chez les bœufs d'herbe, rosée chez ceux nourris à l'étable par des aliments artificiels, et blanche chez le taureau.

Les bœufs italiens se reconnaissent dans l'étal du boucher aux os volumineux, aux articulations larges et à la graisse un peu jaune. Sur l'encolure, au passage du joug, on trouve, presque d'une manière constante, un durillon qui pénètre profondément dans la chair. Ces animaux sont gras, mais n'ont pas de viande.

Les bœufs africains ont la graisse jaune et la viande cuivrée.

On se sert en boucherie de différentes expressions pour caractériser l'état de la graisse dans lequel se trouvent les animaux. Ils sont dits: en chair, quand le rendement est de 50 à
55 ; gras, quand il est de 55 à 65 ; fin gras, quand il fait 65 à
70 de viande. Il existe encore d'autres nuances intermédiaires, qui se rapportent à des états particuliers et qui indiquent
que les animaux ont de la graisse extérieure ou bien du suif
intérieurement. Nous laisserons de côté cette question de
rendement abordée tant de fois et de manières si différentes,
pour continuer nos appréciations personnelles sur les modifications apportées dans la viande par le sexe.

La chair du taureau est, dit-on, toujours très foncée : le fait
est exact si nous considérons les animaux âgés de plus de
18 mois ; mais avant ce temps leur viande présente des signes
particuliers communs à tous les sujets jeunes. La transition
qui se fait entre le veau et l'animal adulte est assez lente pour
que la viande puisse présenter cette coloration dont nous avons
déjà parlé et qui rappelle un peu celle du saumon. Passé ce
temps, nous entrons dans la période où le mâle se fait alors
reconnaître par des signes fixes, indélébiles.

Ce qui frappe tout d'abord dans le taureau sacrifié, c'est
le reflet bleuâtre qui existe à la surface de tout le corps et
dont le fait saillant tient à ce que la viande étant plus colorée
et la graisse moins abondante, les aponévroses laissent per-
cer par transparence cette teinte particulière. La graisse est
très blanche, peu répandue sur le dos, les côtes et la culotte.
Le taureau se reconnaît encore à la rotondité des cuisses, au
développement énorme de l'encolure et à ses membres qui
paraissent plus courts et plus larges par suite des muscles
plus descendus, on trouve toujours de même que chez le
bœuf, l'incision du pénis et du muscle ischio-caverneux. La
viande présente à la coupe une surface rugueuse au toucher

et répand une odeur *sui generis*. Cependant on rencontre quelquefois des taureaux qui, poussés au fin gras après la cessation de la lutte, offrent une graisse se rapprochant assez de celle du bœuf. De même, dans un cas de castration tardive, l'animal tout en conservant ses formes caractéristiques perd un peu de la coloration foncée de sa viande, de la rugosité de sa fibre et arrive à donner une graisse plus jaune. Malgré cela la chair des taureaux n'est jamais persillée.

Delporte-Bayart (de Roubaix) fait remarquer qu'on condamne peut-être trop sommairement le taureau, surtout l'animal jeune qui a peu ou point sailli et ajoute qu'il n'y a nul inconvénient à le faire entrer dans les services publics.

Dans le bœuf, les races apportent des modifications sensibles dans la couleur de la viande, la finesse du grain, le persillé et la teinte de la graisse. Le bœuf d'herbe (normand et manceau) a la viande juteuse, peu persillée ; la noix de côte est très développée ; la graisse, de couleur jaune, est assez bien répartie dans les tissus. Ceux du Charolais et du Nivernais ont moins de noix et plus de graisse. Le Limousin forme un point de transition entre ces deux types. Le Cholet a beaucoup de graisse en couverture. sa viande est bien persillée. Le persillé, cependant, quand il est trop considérable rend la viande fade, elle est alors trop mûre et donne peu de jus.

Le bœuf se distingue du taureau par une conformation moins tranchée ; la cuisse est moins volumineuse, moins rebondie, surtout du côté interne, l'encolure est plus mince, la graisse plus abondante, plus colorée, mieux répandue dans la viande, qui se trouve plus fine et moins foncée. On trouve toujours sur le bœuf l'incision du corps caverneux.

La vache se distingue du mâle par des épaules plates, des jambes grêles, une poitrine vaste, une encolure mince. Les muscles lombaires sont moins développés et comme en creux,

— 55 —

la cavité du bassin est large. Le muscle court adducteur n'est
pas recouvert dans sa partie postérieure par une aponévrose
de contention. On trouve de plus l'excavation pratiquée par
le boucher pour enlever les mamelles. La finesse du grain
de viande, que les connaisseurs palpent sur des morceaux
isolés, donne des sensations capitales.

Le grain de la viande est formé par les faisceaux musculaires qui se traduisent, après une incision transversale, par
des petits cubes plus ou moins volumineux.

Le « *grain est fin* » quand le toucher ne perçoit aucune as-
périté sur la coupe ; la viande alors « se coupe bien. »

Le grain est grossier et l'animal est « rufle » dans sa chair,
expression qui sert souvent à caractériser la viande dure, coriace, comme celle du taureau.

La viande est dite « verte » lorsqu'elle manque de mar-
brure, en un mot quand l'animal n'a pas été suffisamment engraissé.

§ 4. *Caractères différentiels de la viande de cheval.*

Les caractères qui différencient la viande de cheval de celle
du bœuf sont peu accentués sur des morceaux isolés dépourvus de graisse ; il n'y a, à notre avis, que l'odeur spéciale qui
se dégage d'une coupe fraîche, la moins grande ténacité des
fibres, et surtout la teinte rouillée que prend la surface en
contact avec l'air qui puissent guider sûrement dans sa distinction. Cette teinte que nous appellerons encore *terre de
sienne* n'appartient qu'à la viande de cheval et peut être considérée comme typique. La graisse, qui est aussi plus jaune et
peut-être moins consistante, tapisse les parois du ventre pour
arriver à former quelquefois des dépôts considérables (panne)
qu'on n'observe pas chez les bœufs, même très gras. En outre, les os du cheval, à parois plus épaisses, offrent sur des

sections transversales un canal médullaire moins large et une moelle légèrement huileuse.

En dehors de ces caractères qu'on peut appeler objectifs, il y en a d'autres fondamentaux étudiés très longuement dans les livres d'anatomie et sur lesquels nous nous appuyerons peu. Ainsi, le cheval a 7 vertèbres cervicales, qui sont en même nombre chez le bœuf, mais plus courtes et plus fortes. — Les vertèbres dorsales sont au nombre de 18 chez le cheval, l'âne et le mulet ; les ruminants n'en ont que 13, le porc 14 et 15, le chat et le chien 13. Il y a chez le cheval et le mulet 6 vertèbres lombaires tandis que l'âne n'en possède que 5. Les ruminants en ont 6 et le porc quelquefois 7.

Le sacrum est formé de 5 fausses vertèbres soudées, excepté cependant chez le porc où elles ne sont au nombre que de 4.

On compte 18 côtes chez le cheval, 13 chez les ruminants, 14 chez le porc.

Enfin, l'épine de l'omoplate du porc s'abaisse sur la fosse sous-épineuse, tandis qu'elle reste élevée sur celle du bœuf et du cheval. L'humérus des ruminants a la coulisse bicipitale simple contrairement à celle du cheval qui est double. Leur fémur a la tête plus forte et le trochanter formé d'une seule éminence.

Il y a 8 os carpiens chez le cheval et le porc, et 6 chez les ruminants.

§ 5. *Coupe du bœuf de boucherie à Paris.*

Sans attacher une grande importance aux différents noms dont la boucherie se sert pour caractériser certaines parties du bœuf sacrifié, nous devons cependant en dire quelques mots ; car il est nécessaire que l'inspecteur de boucherie connaisse les morceaux de viande sur lesquels il peut être appelé à se prononcer.

Dans les abattoirs, après avoir levé les épaules et fendu le collier, le bœuf est divisé en deux parties.

A l'étal du boucher, l'opération se continue d'une autre manière et le demi-bœuf placé sur l'ais, l'abdomen tourné vers l'opérateur, est divisé en plusieurs morceaux que nous allons étudier brièvement. On enlève d'abord « le *pis de bœuf* » par une coupe longitudinale partant de la partie antérieure du pubis et finissant à la pointe du sternum. Ce morceau porte dans la partie antérieure le nom de « *gros bout* » quand il est coupé à trois ou quatre côtes, « *barbeau* » quand il n'en a que deux, il prend ensuite la dénomination de « *milieu poitrine* » jusqu'à l'appendice xyphoïde et finalement celles de « *petit tendron et de flanchet.* »

Cette division terminée, le demi-bœuf prend le nom de « *pan de bœuf.* » Pour séparer maintenant la cuisse, on dégage d'abord la tête du filet jusqu'à la moitié du sacrum, et la coupe nette des fessiers divise enfin la cuisse du « *haut bout.* » Cette dernière expression sert à nommer le morceau de viande qui se compose de l'aloyau avec sa bavette, du rognon de graisse, du train de côtes avec les plats de côtes et la surlonge.

La division réglementaire du « *haut bout* » se fait sur-le-champ en enlevant d'une part la graisse du rognon et de l'autre coupant « *l'aloyau* » à six, huit, dix et douze vertèbres. Cet aloyau est ensuite séparé de sa « *bavette* » par une coupe faite plus ou moins près de l'iléo-spinal, selon les exigences du moment. Ou bien on enlève le filet et on fait une coquille (1). Quand l'aloyau est désossé, il prend le nom de faux-

---

(1) Nom qui sert à désigner l'aloyau sans filet.

filet pour l'usage des rôtis et biftecks. On le morcelle enfin : il devient alors *première pièce*, coupé depuis la tête du filet jusqu'à la pointe de l'ilium; puis *seconde pièce* jusqu'à la troisième vertèbre lombaire, et enfin *troisième pièce* jusqu'à la sixième.

Il ne nous reste plus maintenant qu'un devant dont on retire les « *plats de côtes* » en sciant celles-ci en travers au tiers environ de leur hauteur. Si l'on enlève la « surlonge » formée des deux ou trois premières côtes on obtient alors le « *train de côtes* » proprement dit.

La division de la cuisse se fait de la manière suivante : on coupe la jambe dans l'articulation fémoro-tibiale; on incise ensuite en deux la pointe de l'ischium, de manière à tomber dans l'articulation coxo-fémorale, et l'on a la culotte. Ceci fait, il reste un globe qu'on renverse sur cette coupe fraîche afin de diviser en trois parties l'extrémité inférieure du fémur.

Pour faire cette division, quelques-uns commencent par enlever la « *pièce ronde* » ou *tranche grasse*, afin de laisser superposés le « *tende de tranche* » et la « *semelle* » pour des besoins futurs; d'autres font différemment. Quoi qu'il en soit, qu'il nous suffise de savoir que la tranche grasse est formée du triceps crural, le tende de tranche des muscles de la région crurale interne, et la semelle des muscles demi-tendineux et long-vaste. Tous ces morceaux ne sont pas d'égale valeur au point de vue de la cuisson : car si les uns peuvent rôtir, la semelle et le haut de la pièce ronde ne sont bons que bouillis.

Pour diviser maintenant l'épaule, on fait une incision à la hauteur de la dernière vertèbre cervicale, une autre au niveau de l'atlas, et enfin on coupe la jambe dans l'articulation huméro-radiale. On a ainsi le *plat de joue*, le *collier* et le *paleron*. Ce dernier morceau est partagé à Paris en *charolaise* ou

l'extrémité inférieure de l'humérus avec une mince partie des extenseurs de l'avant-bras ; en *derrière de paleron* formé d'une partie des muscles externes ou internes de l'omoplate ; en *jumeau* ou le muscle sus-épineux ; en *macreuse*, constituée par la masse des muscles olécraniens, morceau très estimé (1).

Le talon de collier est représenté par l'extrémité supérieure du grand dentelé de l'épaule, que le boucher a soin de laisser adhérente à la face interne de l'omoplate. La partie qui reste sur les premières côtes porte le nom de *pièce parée* à cause de l'aspect marbré qu'offre, sur certains bœufs, la coupe de ce muscle. Lorsque le talon de collier reste sur les premières côtes, celles-ci sont dénommées « *côtes charbonnées*. »

Quant au collier, on le coupe de préférence en long, afin d'obtenir pour la partie supérieure une *veine maigre* et pour l'autre une *veine grasse*.

Enfin nous avons les piliers du diaphragme qui portent le nom d'*onglet* et la portion charnue de ce muscle qu'on appelle « *hampe*. »

Ce mode d'opération n'est pas toujours suivi fidèlement par les bouchers de Paris, qui se réservent le droit de le modifier suivant les circonstances et les caprices du client.

La cherté de la viande fait qu'actuellement les bouchers sont devenus des marchands de viande qui désossent tout de manière à écouler plus facilement leur marchandise. C'est certainement un avantage, car on obtient ainsi des pavés de chair qui conservent mieux le jus et qui ne se désagrègent

---

(1) Les dénominations de *queue* de *gîte* et de *boîtes à moelle* sont délaissées aujourd'hui :

La première correspond aux extenseurs du métacarpe et des phalanges.

La seconde est formée par des sections transversales de l'humérus et des muscles qui l'entourent.

pas dans l'eau bouillante comme les parties minces et allongées.

Les morceaux que nous venons d'étudier ne sont pas tous d'égale valeur : « Dans la première catégorie sont rangés les muscles des régions fessières, ischio-tibiale, sus et sous-lombaires sous le nom de culotte, tranche, tranche grasse, gîte à la noix, aloyau, filet ; ce sont les muscles les plus épais, les mieux infiltrés de graisse, les plus pauvres en intersections tendineuses ; ils représentent environ 30 p. 100 du poids net de l'animal.

« La deuxième catégorie comprend les muscles de l'épaule et de la région costale, c'est-à-dire le paleron, le talon de collier, le train de côtes, la bavette d'aloyau : elle représente à peu près 25 p. 100 du poids net.

« Enfin dans la troisième catégorie sont rangés les muscles du cou et de la tête, les muscles abdominaux, la partie inférieure des membres et de la queue, sous le nom de collier, plats de joues ou de côtes, gîte de devant ou de derrière, constituant environ 40 p. 100 du poids net » (Bouley et Nocart).

§ 6. *Coupe du veau.*

Les cuissots de veau pesant plus de 80 kilos se coupent préférablement comme la cuisse de bœuf ; au-dessous de ce poids ils sont divisés de la manière suivante par tranches obliques qui portent le nom générique de rouelle :

1° La *crosse* ou l'articulation du jarret ;

2° Le *talon de rouelle*, formé d'une partie des muscles membraneux et tendineux qu'on coupe par une incision faite de la rotule à la pointe de l'ischium ;

3° Le *milieu de rouelle*, morceau qui vient ensuite et qui

possède à une extrémité une partie des os de l'articulation fémoro-tibio rotulienne ;

4° *Morceau de l'os barré*, ainsi appelé parce qu'il porte dans son intérieur le fémur presque tout entier ;

5° Le *quasi*, qu'on obtient ensuite par une incision faite au milieu du pubis ;

6° L'*entre-deux*, qui termine la cuisse et qui se trouve placé entre elle et la longe ;

7° La *longe de veau*, qui correspond presque à l'aloyau du bœuf et qu'on vend avec le rognon roulé dans son intérieur ;

8° *Poitrine*, ou le sternum tout entier augmenté des plats de côte et d'une partie des muscles de l'abdomen ;

9° *Bas de carré découvert*, ou les côtes placées sous l'épaule ;

10° *Carré couvert*, formé des dernières côtes sternales ;

11° *Epaule* et *collet* comprenant les vertèbres cervicales.

CHAPITRE II

DU MOUTON

§ 1. *Importance du mouton en France.*

Le mouton était jadis élevé pour la production de la laine ; aujourd'hui il n'est plus entretenu que pour l'engraissement ; nous verrons plus loin les motifs qui ont amené ce changement de destination et les avantages précieux qu'on en a retirés. Le mouton fournit en dehors de sa viande et de sa laine des produits fort estimés, tels que sa graisse, qui alimente plusieurs industries importantes, sa peau qui est utilisée dans la ganterie et la cordonnerie.

Au point de vue agricole, il rend de plus grands services encore, car dans les pâturages qui ne sont pas assez grands ni assez riches pour recevoir des bœufs et des chevaux, les moutons sont entretenus avec facilité et économie. En même temps qu'ils y trouvent leur nourriture, ils viennent déposer sur le sol leurs excréments dont les effets puissants se font encore sentir trois ans après. L'espèce ovine a une importance considérable comme on peut en juger par le chiffre des moutons qui existent actuellement en France, et qui a diminué d'un tiers environ depuis une quarantaine d'années pour des raisons que nous allons indiquer.

A l'époque où il y avait de vastes étendues de pâturages, où l'homme se couvrait de vêtements de laine, le mouton était élevé pour la production lainière en troupeaux considérables. Aujourd'hui que l'agriculture est devenue plus prospère, que le morcellement du sol s'est produit, que les procédés de tissage sont de plus en plus perfectionnés, et qu'enfin le lin et le chanvre sont d'un usage journalier, le mouton n'est plus élevé que pour la production de la viande ; la laine n'est qu'un accessoire qui paye à peine l'entretien du mouton.

Depuis plusieurs années on ne se livre plus beaucoup en France à l'élevage du mouton, on s'adresse de préférence à celui du bœuf et du cheval et on préfère utiliser pour l'engrais les produits de diverses industries (ce qui est toujours le propre des cultures intensives), plutôt que d'entretenir des troupeaux de moutons que la concurrence étrangère viendra déprécier plus tard. Bien plus, on adopte maintenant les vaches laitières dont le nombre va toujours croissant, ou encore la culture de certaines plantes industrielles d'un rapport plus certain et plus grand. C'est donc en raison des progrès agricoles de toutes sortes que le chiffre des moutons diminue en France, et il est à prévoir qu'il ira diminuant encore en présence des bénéfices que procure l'élevage d'animaux plus exigeants.

Les moutons changent de caractère et d'habitude suivant les différents pays où ils sont produits. Dans les contrées humides les animaux sont aptes à l'engraissement, mais donnent une laine peu fine ; on peut faire entrer dans cette catégorie tous les animaux du littoral, depuis la Flandre jusqu'à l'embouchure de la Charente. Dans les pâturages secs, au contraire, on rencontre les moutons à laine fine, comme dans l'Ain ou sur les coteaux calcaires.

Si nous considérons les moutons soumis au régime du pacage ou du pâturage, nous voyons que la laine perd de sa qualité et devient grossière. Les anciens savaient si bien ce fait que leurs moutons à laine fine étaient nourris à l'étable avec des couvertures sur le dos afin de conserver cette précieuse toison qui devait servir à la confection des vêtements de luxe. Toutes ces considérations, que nous n'avons plus à envisager, étaient, on le comprend, de la première importance dans le temps où le point essentiel était la production de la laine. Mais il est arrivé un moment où les animaux n'ont plus payé leur entretien avec la toison ; c'est quand les mérinos introduits en France après de nombreuses difficultés et au moyen de primes d'honneur, se sont également répandus en Suède, dans le Danemark, en Allemagne et en Italie. Là, les animaux importés se multiplièrent rapidement au milieu des vastes pâturages naturels ; leurs laines firent concurrence aux nôtres et le prix en baissa. Si les choses étaient restées à ce point, nous aurions pu encore lutter contre la concurrence allemande, mais les mérinos avaient franchi les mers et étaient venus peupler les immenses prairies de l'Amérique et de l'Australie, dans le seul but de la production lainière, et leur importation avait complètement réussi. C'est à la suite de cette concurrence ruineuse pour nos laines que le chiffre des moutons diminua en France, et qu'on s'adonna particulièrement à l'élevage des moutons de boucherie sans s'occuper nullement de la qualité de la laine.

A partir de ce moment, nous trouvons une perturbation dans l'amélioration de cette espèce, fait fatal, résultant de besoins nouveaux. En effet, étant donné que le mouton de boucherie est l'antipode de celui qui produit la laine, on ne s'occupa plus qu'à chercher des races douées de grande précocité et pouvant transmettre avec facilité leur aptitude à l'engraissement. C'est alors qu'on fit appel aux races anglaises de Dishley et de South-Down pour croiser les nôtres ; car contrairement aux résultats obtenus dans l'espèce bovine, le sang anglais a apporté une certaine amélioration dans les races ovines où il s'est mélangé avec mesure. Qu'on en juge par les métis mérinos de l'Allemagne, tous croisés anglais et si estimés de la boucherie qu'ils sont préférés souvent aux meilleurs berrichons.

Le croisement avec les races anglaises semble être le moyen d'obtenir les meilleurs produits de l'espèce ovine pour ja boucherie. « Le croisement me paraît, en général, pouvoir être pratiqué, dans l'espèce ovine, sur une plus grande échelle et avec moins de scrupule que dans l'espèce bovine. S'il est, en effet, incontestable que le croisement, quand il est suffisamment prolongé, absorbe une race pour laisser dominer l'autre, et que le métissage ne fait pas de race, parce qu'il est impuissant à créer des reproducteurs à type précis et fixe, doués d'une suffisante force d'atavisme ; s'il est, par conséquent, nécessaire, toutes les fois qu'on veut améliorer une race et en assurer le progrès sans la détruire, de recourir à la sélection, dont les avantages physiologiques et économiques sont certains, il ne faut pas en conclure que toutes les races, dans toutes les espèces, doivent être améliorées par elles-mêmes » (Baudement).

Si le marché des bœufs se trouve approvisionné presque entièrement par les races françaises, celui des moutons au contraire reçoit les deux tiers d'animaux étrangers ; le commerce ne faisant, pour ainsi dire, appel au pays que dans le cas de force majeure. Nous venons d'exposer plus haut les raisons qui font qu'il en est ainsi. Chaque semaine il arrive en moyenne au marché de Paris 40,000 moutons dont la plus grande partie est destinée à l'alimentation de la capitale. Le reste est dirigé sur la banlieue et même souvent plus loin vers le nord et le centre.

§ 2. *Races ovines françaises.*

Après avoir étudié d'une manière succincte les phases par lesquelles l'espèce ovine est passée, nous devons à présent dire quelques mots des races de moutons préférées du commerce. Nous ne parlerons pas des caractères primordiaux de certains types primitifs, l'inspection de la boucherie serait peu apte à comprendre ces termes particuliers : aussi laisserons-nous de côté l'ethnographie complète des races de moutons pour continuer les errements du passé et faire de la démographie, étude plus accessible aux simples mortels.

Nous rappellerons seulement pour mémoire que les zootechniciens admettent deux grandes divisions, tirées de l'examen du crâne et auxquelles ils rapportent tous les types (1).

L'élevage du mouton a changé de destination ; au commencement du siècle on produisait des troupeaux qu'on divisait d'après la qualité de la laine ; on avait alors des moutons à laine courte et frisée, propre à l'usage de la carde (race mérine), le mouton à laine soyeuse (race de Mauchamp) et le mouton à laine lisse, longue, propre à l'usage du peigne.

Aujourd'hui on ne s'occupe plus de la qualité de la laine et le mouton est produit en vue de fournir un animal de boucherie, c'est pourquoi on divise maintenant les moutons en race précoce et en race tardive. On a ainsi des types que le commerce sait apprécier suivant qu'ils sont mélangés de sang

---

(1) 1º Espèces brachycéphales ; 2º espèces dolichocéphales :

Le premier groupe comprend différents types : Ovis aries, Germanica, Batavica, Hibernica, Arvernensis.

Le second comprend : Ovis aries ingenovensis, Britanica, Ligeriensis, Iberica, Africana, Asiatica, Sodanica.

anglais et qu'ils fournissent dans un temps très court une viande abondante et agréable au goût.

Pour arriver à ce but et rendre la production du mouton vraiment économique, il faut d'immenses pâturages où les animaux puissent paître, car on sait que la qualité de la viande est en rapport direct avec la nourriture qu'on donne aux animaux. La laine en souffre, il est vrai, mais nous avons déjà dit qu'elle n'est actuellement qu'un accessoire payant à peine l'entretien du mouton.

Les moutons nourris en stabulation permanente sont bons, quelquefois trop gras; la nourriture qu'ils reçoivent engraisse vite mais donne souvent un goût particulier à la viande. Dans le Nord tous les moutons sont nourris avec les pulpes; en Allemagne on emploie le résidu de la bière, nourriture préférable et qui donne de très beaux résultats.

« L'animal d'engrais, dit M. Monjauze (1), doit être spécialisé comme producteur graisse, si l'on veut arriver aux résultats les plus complets et les plus rapides, et, à cet effet, il faut le mettre dans les conditions les meilleures pour que les matières alimentaires qu'on leur fournit soient le plus vite possible transformées dans les tissus propres à les recevoir sous cette forme. »

C'est pourquoi, dans le but de rendre des viandes destinées à l'alimentation de l'homme plus tendres, plus savoureuses, on donne aux animaux à l'engrais certaines nourritures où les corps gras sont en si grande quantité qu'ils se déposent dans les tissus. La nourriture azotée donne du ton et de l'énergie, cependant elle ne suffit pas, car il faut y

---

(1) *Nouveau dictionnaire pratique de médecine, de chirurgie et d'hygiène vétérinaire.*

joindre aussi les carbonés. Les aliments qui contiennent plus d'eau et plus de graisse poussent au lymphatisme.

L'engraissement du mouton est très économique, puisqu'il suffit d'avoir à sa disposition des pâturages où les animaux puissent passer en marchant; mais cette nourriture spéciale des terres incultes ou même de certaines prairies est souvent insuffisante à donner un animal bien gras. Par contre la qualité en est plus fine et fait qu'ils sont recherchés de préférence à tous les autres.

A la bergerie les moutons sont plus précoces, car alors ils ont moins d'air et plus de nourriture, conditions favorables à un engraissement rapide. La qualité de la viande dépend principalement des aliments que les animaux ont reçus et aussi des pâturages où la race s'est formée. Elle dépend encore de l'âge et du sexe. Il est admis dans le commerce de la boucherie que les vieilles brebis n'ont plus aucune valeur : l'usure est complète, elles ont trop porté. Les moutons châtrés jeunes et engraissés ensuite donnent une chair bien savoureuse. Il est nécessaire pour cela de pratiquer l'ablation du testicule comme on le fait si heureusement en Allemagne et de rejeter le procédé défectueux du bistournage.

Races françaises. — Ces considérations posées, nous aborderons en premier lieu un type bien connu et qui prime toujours sur notre marché ; nous voulons parler des moutons berrichons qu'on trouve répandus dans l'Indre et le Cher. Un caractère qui a une certaine valeur, c'est la gentillesse de la tête complètement nue et qui semble comme encadrée dans une collerette de laine blanche, fine, à mèches légèrement ondulées.

On différencie des véritables Berrichons les moutons du Crevant, des environs d'Issoudun, qui outre la tête et les jambes ont aussi fréquemment une partie du cou et du ventre dépourvue de laine. Le chanfrein est un peu busqué, la laine est moins fine que chez les premiers. On peut rattacher à ce groupe les moutons de la Nièvre, dont la tête plus couverte et la toison fermée rappelleraient davantage les Mérinos. Engraissés à la fois au pâturage et à la bergerie, ils forment des animaux excellents depuis que le Southdown et le Dishley ont fait des croisements avec eux. Au point de vue du commerce les moutons du Berry sont considérés comme les premiers moutons de boucherie française à cause de leur précocité. Le squelette est très réduit, la graisse est assez bien répartie et la noix de viande est d'un goût recherché.

A côté de cette race estimée nous devons placer les moutons de la Sologne qu'on reconnaît facilement à la tête et aux jambes de couleur rougeâtre. La laine est en mèches assez longues, peu frisées. Ces moutons sont très rustiques et appropriés aux endroits peu fertiles où ils prennent naissance. Ils se développent cependant davantage aussitôt qu'ils passent dans les terrains où l'agriculture est plus avancée.

Dans le département de Saône-et-Loire on trouve les moutons morvandeaux, reconnaissables le plus souvent à la couleur de la laine, qui revêt une teinte brune ; de plus ils sont de petite taille, le ventre et la tête sont dépourvus de laine. Ils vont s'engraisser dans le Charolais pour terminer les herbages que les bœufs ont dédaignés. La boucherie considère assez ces deux sortes de moutons.

L'Auvergne nous envoie une certaine race de moutons, le plus souvent à laine noire ou brune, à mèches écartées, à oreilles demi-pendantes. Ces animaux se divisent en moutons de plaine bien conformés et de forte taille et en moutons de montagne qui, tout en présentant les mêmes caractères, sont les plus petits de ceux qui viennent au marché. Dans la **Haute-Auvergne** il y a peu de moutons, car les pâturages nourrissent les bœufs salers. Dans le Midi, au contraire, on engraisse des types très variés tels que ceux du Larzac, les Limousins, les Marchois et même les métis mérinos.

De la Creuse nous recevons les moutons marchois qui sont aussi très petits, avec la tête décolletée et la laine grossière. Ces animaux ne sont connus que comme producteurs de viande. Dans l'Allier le mouton de la Marche acquiert plus de développement et prend alors le nom de Bourbonnais ; il est encore petit, le corps est cylindrique, la laine est assez fine. Tous ces moutons sont maintenant croisés avec les Berrichons.

M. Malingier Noël, en cherchant à obtenir de la précocité dans les races a pris un mélange de brebis du Berry, de la Sologne et de la Bourgogne ; dans ce troupeau disparate, où l'homogénéité n'existait plus, il introduisit des béliers New-Kent et obtint au demi-sang la race charmoise, du nom de la ferme où les essais furent tentés. Ce mouton disparaît de plus en plus.

Le mouton du Dorat, qui nous vient de la Creuse pendant quelques mois de l'année seulement (de juin à septembre), est un type analogue au Berrichon ou au Marchois amélioré. Il représente l'idéal de l'animal de boucherie, prime sur nos marchés et sert dans la mercuriale à caractériser la meilleure qualité. C'est, qu'on nous passe le mot, le mouton de marque supérieure, l'animal de choix par excellence.

En Normandie on a des moutons qui sont très grands, élevés dans les herbages. La tête est un peu busquée, nue, les oreilles sont presque pendantes. La laine est longue et grossière, quelquefois de couleur brune ou noire. Ces animaux portent différents noms, suivant leurs lieux de provenance, mais en général ils se ressemblent tous. Dans le Cholet ce sont encore les mêmes types, peut-être un peu mieux faits et qui fournissent des toisons entièrement noires.

Dans les embouches de la Normandie, après que les bœufs et les poulains ont profité des pâturages, on fait passer en dernier lieu des moutons qui viennent de diverses contrées et qu'on vend au marché sous le nom de Choletais.

Les moutons du Poitou sont peu couverts en laine : celle-ci fait en effet défaut sous le ventre et sur les côtés de la poitrine. Malgré cela ils sont encore assez estimés par la boucherie, surtout quand ils ont été croisés avec les Berrichons ou avec les Limousins : ils constituent avec ces derniers les moutons de bruyères. Ceux qui sont produits dans le département des Deux-Sèvres et de la Charente-Inférieure portent le nom de gâtine sur notre marché : hauts sur pattes, peu couverts en laine, quelquefois noirs, ils constituent de bons moutons que le commerce sait toujours apprécier.

Ou peut voir aussi sur le marché des moutons que l'on appelle Gascons et qui viennent des Pyrénées, de la Haute-Garonne et de l'Ariège. Ils ont la tête un peu busquée, avec des cornes assez fortes contournées en spirales ; la toison est à mèches écartées, la face est couverte de taches brunes ou noires. Ces moutons qui portent le nom générique de Gascons, sont souvent mélangés de Garonnais, de Limousins, de Béarnais et de Lauragays. Ils forment un groupe hétérogène.

Les moutons du Nord, Flamands et Picards, croisés avec le Dishley, viennent aussi sur nos marchés. Métissés, ils sont supérieurs aux indigènes.

Le mouton ardennais élevé en France, est mélangé de sang anglais. Celui du Luxembourg a la laine plus fine et semble exclure tout mélange. Il a la tête et les jambes rouges comme celui de la Sologne, quelquefois avec des taches plus foncées. La viande est belle et bonne.

Nous venons de passer en revue d'une manière rapide, les moutons français à laine grossière ; examinons maintenant le mérinos ou les métis qui viennent au marché concourir comme bête de boucherie et rappelons en quelques mots leurs caractères généraux. Ce sont des moutons de taille au-dessus de la moyenne, au corps bien arrondi, aux membres forts et courts, à la tête chargée quelquefois de cornes très grosses, contournées en spirales et striées. La toison est fermée, le suint est abondant, la mèche est égale et frisée, la laine recouvre tout le corps, descend plus ou moins sur les pattes et souvent jusqu'au bout du nez. Le dos est un peu ensellé et la peau forme des plis nombreux sur le cou et au fanon. Nous laissons de côté toutes les modifications survenues dans cette race et passons sous silence l'étude complète du mérinos ; nous renvoyons pour ce fait à l'excellent traité de M. Magne, et au cours de M. Baron.

Au marché de la Villette il arrive bien peu de mérinos français depuis la concurrence des laines d'Australie ; cependant nous recevons encore quelques moutons de la Beauce, ceux qui sont améliorés. Ce ne sont plus les animaux primitifs, mais des métis bien connus et très estimés. Ce mérinos est court, sa tête est forte, les cornes sont peu développées. On trouve autour du cou des plis nombreux, la laine recouvre toute la tête, la toison est fermée, la mèche est frisée.

Dans la Champagne on rencontre aussi des métis-mérinos très appréciés, que l'on peut distinguer des autres au reflet d'un jaune brillant que présente la toison. La tête est dépourvue de cornes, le chanfrein n'est pas couvert de laine, il y a peu de plis sous le cou. La boucherie considère surtout ce dernier métis et le trouve souvent préférable à certains moutons allemands.

Les départements de la Côte-d'Or et de l'Yonne nous envoient des mérinos appelés Bourguignons. Il nous serait difficile de donner les caractères distinctifs de ces animaux, car on ne les reconnaît des moutons de la Champagne qu'à leur taille moins élevée.

Tous ces moutons croisés mérinos sont confondus aujourd'hui par la boucherie sous la dénomination de *métis* pour rappeler leur origine. Ils sont très estimés comme viande et comme laine.

Races ovines étrangères. — Il est très utile de reconnaître et de bien caractériser les moutons étrangers qui viennent sur notre marché et qui concourent pour une très grande part à l'approvisionnement de Paris. Au jour de l'interdiction on fait souvent appel aux vétérinaires ; aussi ne devons-nous pas ignorer ces variétés de moutons que le commerce apprécie et connaît fort bien.

Nous parlerons d'abord des moutons russes (*variété indigène, variété mérinos*). La première comprend des types à laine commune avec la tête noire et les cornes volumineuses ; la seconde comprend des moutons mérinos dont la laine ne descend pas aussi bas que sur ceux de la race de Rambouillet. Les plis du cou sont peu apparents et la laine vue en masse revêt une teinte d'un gris ardoise, caractère fugace qui peut ne pas exister, mais qui se présente toujours sur les moutons de la Podolie et de la Bessarabie. Cette coloration est due sans doute à l'abondance du suint qui s'est chargé en route d'une poussière charbonneuse. Ces animaux sont trop vieux et leur graisse est superficielle. Ils sont en outre plus gros que les Hongrois avec lesquels ils ont une grande analogie. Nous dirons enfin que le foie et les reins de ces moutons sont d'un noir bleu manifeste et que leur peau est traversée par des centaines d'épillets de graminées. Ces caractères que nous avons déjà signalés ont été transmis par nous à M. Barrier, de l'École d'Alfort (1).

Les moutons hongrois qui accompagnent toujours ces derniers puisqu'ils viennent également du marché de Vienne, sont aussi des mérinos modifiés par le climat et particulièrement par les races anglaises. Leur laine est moins serrée et plus grossière que celle des animaux des steppes ; la tête est aussi plus allongée et plus petite, ils pèsent bien moins que ceux de la Russie. La boucherie les estime parce qu'ils ont plus de construction, moins de graisse, plus de finesse de viande et qu'au besoin on peut les vendre à l'échaudoir comme des Berrichons. On leur fait cependant le reproche d'être quelquefois trop vieux et mal triés, en un mot, on se plaint qu'une main habile n'ait pas présidé au choix de ceux qu'on destine à la vente.

Plus pourvus en laine, les Bohémiens croisés avec les races anglaises ressemblent assez aux moutons hongrois : ils leur sont inférieurs en qualité. Les Polonais et les Palatins sont dans les mêmes conditions.

Les moutons des provinces danubiennes ont des caractères généraux communs qui nous dispensent d'étudier en particulier les différents types admis par le commerce : 1° la tête est fortement busquée, dépourvue entièrement de laine ; 2° les cornes sont très longues, contournées en vrille ou en spirale;

---

(1) « Cette couleur noire très prononcée, ils la doivent à un commencement d'altération du sang. Je considère donc la conclusion de M. Beaufils comme exacte, on ne saurait cependant reconnaître que cette coloration n'est pas normale, qu'elle a dû éveiller la légitime défiance de Messieurs les inspecteurs, qu'au point de vue de l'apparence, au moins, ces foies de moutons ne sont pas loyaux et marchands, quoique ne contenant rien de nuisible, par conséquent ils ne doivent pas être mis en vente. » (Bouchardat. Lu et adopté au Conseil d'hygiène dans sa séance du 10 août 1877).

3° la laine est grossière, dure au toucher, de couleur blanche ou quelquefois mélangée de brun et de noir. On peut distinguer au marché les moutons de l'Herzégovine, de la Dalmatie, de la Croatie, de la Bosnie, de la Valachie et de la Moldavie. Mais cette distinction, que peuvent faire certains commissionnaires, n'établit pas un choix particulier au point de vue de la viande : ils constituent toujours de mauvais animaux de boucherie.

Quant aux moutons allemands, nous éprouvons plus de difficultés ; les types sont en si grande quantité, qu'il est souvent impossible de reconnaître leur point de départ. Non seulement les caractères changent quelque peu, suivant qu'on envisage les animaux du centre et du nord, mais il faut lutter contre l'obscurité que le sang anglais a apporté dans les caractères de ces races.

Nous donnerons cependant des points de repère qui pourront servir de guide dans la reconnaissance de ces différents moutons.

Si nous examinons les animaux qui nous arrivent des différents Etats d'Allemagne (celui de Prusse excepté), nous trouvons des moutons perfectionnés au point de vue de la boucherie et qui sont ordinairement à laine commune avec des taches noires ou rouges sur la tête. Ceux qui offrent une laine fine sont croisés avec les mérinos de Rambouillet, ils ont alors beaucoup d'analogie avec cette race et ne s'en distinguent que par des signes peu tranchés, tels que les Badois, les Wurtembergeois et les Saxons, très estimés à Paris.

Les Franconiens sont reconnaissables pour tous à leur tête noire ou tout au moins tachetée de noir et à leurs oreilles courtes dressées en arrière.

Dans la Bavière le commerce reconnaît deux sortes de

moutons, ceux de ferme et ceux de petits particuliers. Ces derniers sont bien soignés et mieux estimés. En général on peut dire que les moutons allemands sont bien nourris, châtrés de bonne heure par ablation des testicules. Ils sont vendus très jeunes au moment où ils ont pris peu de graisse.

Les moutons connus sous le nom de Prussiens (Prusse rhénane, Prusse du Nord) se distinguent volontiers des véritables Allemands en ce sens qu'ils sont presque tous croisés avec les mérinos de Rambouillet et qu'ils conservent encore beaucoup des caractères de la race primitive. Cependant la laine a perdu un peu de sa finesse depuis qu'on a introduit les Dishley parmi eux (1). Ces métis constituent maintenant les premiers moutons de boucherie lorsqu'on les sacrifie de un à deux ans ; passé cet âge ils deviennent trop gras.

Dans le nord de la Prusse où les bergeries sont basses, creusées en terre, les moutons restent sans litière et les excréments s'attachent à la laine pour former une croûte d'une épaisseur considérable ; aussi s'ensuit-il que les animaux dans cet air confiné engraissent avec rapidité.

Aux environs de Berlin les moutons sont de meilleure qualité ; ceux qui alimentent le marché de Magdebourg sont également bons ; mérinos peu plissés, ils tiennent le milieu entre le type de Berlin et le mouton allemand.

La Prusse a compris depuis longtemps l'importance des croisements anglais, elle s'est livrée à cette industrie avec un sérieux avantage et nous a dépassé de beaucoup dans cette production ; il n'y a que les métis anglo-nivernais qui puissent rivaliser avec leurs moutons.

---

(1) Le Dishley est le mouton producteur de graisse par excellence, créé par Bakeuwell dans le Leiceistershire ; remarquable par son corps ramassé, le Dishley est bien le type de l'animal de boucherie dans lequel les parties inutiles sont réduites (Baron).

Les moutons de Westphalie, caractérisés par une laine blanche assez longue et grossière et dont la mèche est peu serrée, présentent une particularité remarquable qui tient à la disposition de la laine autour de la tête de l'animal et qui donne à celle-ci un aspect tout particulier. La tête est en effet entourée d'un collier qui laisse seulement à nu une partie des joues. Ce mouton croisé avec la race Dishley manque de viande.

Dans le Tyrol les moutons ont des taches noires sur la tête, les oreilles sont pendantes, la tête est busquée, la physionomie stupide en un mot, laine commune. Ils sont très variés en qualité et manquent également de viande.

Les Piémontais sont très grands, leur laine est grossière à mèches longues et tombantes, comparables aux poils de la chèvre, la tête énorme et busquée est cachée en partie par de longues oreilles.

Les moutons de Toscane, vulgairement appelés *becs de perroquet* à cause de leur tête fortement busquée, se font reconnaître encore à leurs cornes volumineuses et striées. La laine est légèrement frisée, de couleur blanche.

L'Espagne, qui produisait jadis les plus beaux moutons, ne nous expédie que des animaux peu caractérisés et qu'on peut comparer à ceux de l'Ariège à cause des taches noires qu'ils portent sur la tête. Ceux qui viennent des environs de Madrid, présentent assez d'analogie avec les moutons des bords du Danube.

Dans la Suisse on trouve une population hétérogène de moutons fournis par les Etats limitrophes.

Les moutons algériens qui nous arrivent chaque année sont en très mauvais état, par suite des privations de toute nature qu'ils endurent depuis le moment où ils quittent les pâturages pour entrer dans les transactions commerciales, jusqu'au jour de leur arrivée sur les marchés de vente. C'est alors que nous trouvons des moutons épuisés, maigres, qui ne peuvent se tenir debout. Cette race est cependant bien rustique et pourrait rendre de grands services, si, comme pour les bœufs, on tentait de l'améliorer par des croisements étudiés. Les moutons algériens sont de taille moyenne avec la tête forte légèrement busquée, chargée de cornes volumineuses, volutées, souvent multiples. La laine est très grossière, de couleur brune.

Il existe trois variétés de moutons désignées d'après les provinces qui les ont élevées : ce sont les moutons d'Alger, d'Oran, de Constantine. Les premiers représentent le type perfectionné, si nous les comparons à ceux des autres provinces. La laine a pris plus de finesse, en même temps que les cornes sont devenues moins volumineuses et que la queue, autrefois si large, a pris un développement normal. Cette amélioration notable, obtenue par des croisements entre les animaux du pays, a donné à ces moutons des qualités de viande appréciées du commerce. Ces moutons à face rouge viennent des marchés de Tioret, Blidah et Boufarick. Alger nous fournit aussi des moutons à queue fine, plus relevés sur leurs jambes, à face pâle, venant des marchés de Djelfa et Bogharie.

Dans la province d'Oran les moutons portent le nom de demi-queue pour les distinguer de ceux de la province de Constantine à queue large et épaisse qui viennent se confondre avec les moutons de l'Egypte (race barbarine). Ces moutons d'Oran passent par les marchés de Sebdou, Saïda et Relizanne. Quelques-uns viennent du Maroc et sont plus grossiers, car ils ont été châtrés très tard après avoir servi à la reproduction. Ceux de la province de Constantine, à laine grossière, viennent en grande partie du marché du Kroubs.

Sétif, dans la même province, nous donne des moutons à fine queue de première qualité dont la laine est meilleure.

Bône enfin nous fournit des moutons à large queue venant des marchés de Guelma et de toute la Tunisie. Leur laine est passable.

Divers essais ont été faits par des Européens dans le but d'introduire dans notre colonie la race mérine ; mais, d'après ce que nous ont communiqué plusieurs éleveurs des provinces d'Alger et d'Oran, ceux qui ont tenté ces croisements les ont abandonnés.

Ces insuccès tiennent en partie à ce qu'on a voulu croiser près du littoral, à une altitude peu élevée, où le mouton indigène ne réussit déjà que médiocrement.

Sur les hauts plateaux, au contraire, lorsqu'on a tenté l'amélioration par la race de Rambouillet, on a obtenu plus de résultats.

Dans la province d'Alger on croise beaucoup avec les béliers de la race anglaise de Schropshire, qui donnent de sérieux avantages comme bêtes de boucherie.

Le gouvernement, de son côté, a tenté d'améliorer la race ovine entre les mains des Arabes, qui, on le sait, sont à peu près les seuls à produire le mouton ; mais ses tentatives réitérées ont également échoué devant l'insouciance de ces hommes qui ne peuvent s'occuper d'une affaire de longue haleine.

Les moutons africains ont en général la graisse un peu huileuse et grisâtre, lardacée, la verge volumineuse, la queue large à la base et fine à l'extrémité.

En 1880, l'Algérie a fourni au marché de la Villette 57,690 moutons.

En 1877, nous avons reçu de la Palestine des moutons qui ont été de la part de la presse l'objet des commentaires les plus contradictoires. Sans entrer dans le détail des discussions plus ou moins scientifiques auxquelles ils ont donné lieu à leur arrivée, nous dirons que ces animaux sont originaires du lac de Van. Ils sont de taille moyenne, avec les oreilles longues, pendantes, la tête busquée, la laine grossière, brune ou grisâtre. La queue est divisée en trois parties et présente assez bien la disposition d'un trèfle. Cet appendice est constitué par une graisse peu commune et pèse un poids considérable.

Cette description succincte des races de moutons se trouve basée sur l'examen des seuls sujets qui paraissent dans les préaux de vente. C'est presque une énumération, mais si incomplet que soit ce travail il suffira pour montrer de combien de races variées le marché est pourvu. Plus tard nous aurons peut-être occasion de revenir sur les moutons que nous avons omis à dessein et dont l'étude ne pouvait entrer dans les limites de notre cadre (1).

Viande de mouton. — Pour apprécier les moutons sacrifiés et préparés pour la vente il faut être du métier, et encore ne craignons-nous pas de dire que la plupart des acheteurs se laissent prendre aux ruses commerciales.

Lorsqu'il lui faut reconnaître dans l'échaudoir les types variés que nous venons d'esquisser à grands traits, le boucher doit mettre en jeu de sérieuses connaissances pratiques. Les causes d'erreur sont en effet très grandes et tel mouton engraissé loin de son lieu d'élevage présentera à l'habillage des signes peu caractéristiques de sa race.

La forte alimentation dès le jeune âge est nécessaire pour

---

(1) En 1880, l'Allemagne, la Hongrie, la Russie et l'Italie ont fourni à notre marché de Paris, 1,089,486 moutons.

obtenir une grande précocité et produire à bon marché. De cette manière on arrive à faire des moutons très gros dans un espace de temps relativement court et qui peuvent tromper tous les connaisseurs. Cependant on peut dire d'une manière générale que les moutons châtrés complètement sont plus estimés que ceux qui ont encore des testicules atrophiés (marrons) ; que les brebis nourrices ont une viande dure, résultat de leur rôle dans la reproduction, et qu'enfin les mâles ont une viande coriace dont l'odeur est forte et pénétrante.

La nourriture influe d'une manière capitale sur la qualité de la viande. Les tourteaux modifient la viande au point de lui donner un goût spécial, caractéristique. La drêche, par contre, produit de meilleurs résultats ; aussi les moutons du nord de la France sont-ils moins recherchés que ceux de l'Allemagne.

Le mouton a la viande foncée et la graisse blanche répandue en couverture et autour des rognons ; elle ne filtre pas dans l'épaisseur des muscles. Le peaucier est bien coloré chez les animaux vigoureux et dessine sur le dos des lignes ou zébrures très appréciées du commerce.

Beaudement dit que le meilleur moyen d'obtenir de la précocité dans nos races de moutons, c'est d'user des croisements avec les races anglaises. On a suivi ces préceptes et partout aujourd'hui, à l'exception de quelques races françaises, on rencontre ou les traces du Dishley, ou le South-down, ou même le New-Kent (1).

---

(1) Le mouton South-down, qui se trouve dans le comté de Sussex, sur des collines calcaires appelées dunes du sud (South-down) à la tête noire, couleur suie, les membres de même couleur, le chanfrein légèrement busqué, les orbites saillantes, la laine courte (Baron).

§ 3. *Détail de la coupe du mouton à Paris.*

Nous nous étendrons peu sur le détail de la coupe du mouton à Paris ; les morceaux mis en vente sont connus de tous.

Demi-mouton. — L'animal a été fendu en deux parties égales.

Rosbif ou pan double. — Le mouton n'est pas fendu, on a seulement levé les épaules et retiré les poitrines avec le collet.

Pan de mouton. — Moitié de mouton sans poitrine ni épaule.

Creux de mouton ou devant. — Demi-mouton comprenant les côtelettes découvertes (1), le carré couvert (2), le filet et la selle (3).

Carré de côtelettes. — Formé des treize côtes.

Culotte. — Les deux gigots ne sont pas séparés.

Gigot avec selle. — C'est-à-dire avec le sacrum.

Gigot sans selle. Epaule. — Ces expressions n'ont pas besoin de commentaires, elles sont des définitions.

Selle anglaise. — Carré couvert d'un mouton non fendu.

Poitrine et collet. — Morceau constitué par le sternum, une partie des muscles de l'abdomen et le cou tout entier.

§ 4. *Viande de chèvre.*

La production de la chèvre augmente en France depuis plusieurs années. C'est une bonne laitière, mais d'un en-

---

(1) Les côtelettes découvertes se trouvent sous l'épaule.

(2) Les côtelettes parées, si prisées par les gourmets, se font dans le carré couvert, c'est-à-dire dans les huit dernières côtes.

(3) La selle est formée par le sacrum.

graissement difficile. « C'est la vache du pauvre, selon Gro-
gnier et la consolation de la misère, suivant Boitard. Ces
deux expressions indiquent bien les qualités de la chèvre par
rapport à la classe à laquelle elle donne ses produits. C'est
sous la chaumière que l'on apprend à connaître le prix d'une
chèvre ; compagne de la misère, elle s'attache à l'infortuné
dont elle soulage les besoins et se contente d'une nourriture
facile et grossière pour en prodiguer une de choix à la fa-
mille au milieu de laquelle elle vit. On peut, s'il est possible
de s'exprimer ainsi, la considérer comme un succédané de
l'espèce ovine dont elle remplit en grande partie les rôles
dans l'économie animale (1). »

La chèvre de race commune qu'on élève en France a le
pelage noir, blanc, marron ou pie ; elle est très rustique et
se nourrit de peu. Dans la Haute-Marne, dans les Alpes, elles
pâturent sur des montagnes, des coteaux rocailleux et presque stériles, avec des petites brebis, d'un tempérament
moins vigoureux. En Afrique, dit M. Magne, les Arabes de
quelques contrées trop arides pour nourrir des moutons
n'élèvent que des chèvres ; ils en utilisent le lait, la fourrure,
la viande et la peau.

La chèvre porte sa graisse à l'intérieur, agglomérée autour
des rognons, et a peu de suif en couverture. Sa conformation
diffère notablement de celle du mouton. Elle a les jambes de
derrière plus longues, les extrémités plus déliées et le gigot
plus droit. Sa poitrine est haute mais aplatie d'un côté à
l'autre, les apophyses épineuses des vertèbres dorsales sont
saillantes, le cou est long et grêle.

Sa chair n'est pas très estimée parce que ces animaux sont

---

(1) Beniou, *Traité complet de l'élevage et des maladies de la chèvre.*

ordinairement sacrifiés dans la vieillesse après avoir donné une certaine somme de produits. On pourrait cependant les engraisser convenablement et les tuer de meilleure heure, elles fourniraient ainsi une chair bonne à manger.

Dans la Savoie, les Alpes et les Pyrénées, la viande de la chèvre, et même celle du bouc, est séchée à l'air. Elle conserve dans ces conditions un goût particulier, apprécié, dit-on, des gens du pays. Ce boucanage donne à la chair une coloration extérieure si repoussante qu'on se demande à première vue s'il est possible de la livrer à la consommation.

Nous avons vu, en effet, des viandes de chèvre qu'on pouvait prendre pour des pièces anatomiques d'origine très ancienne tant elles étaient desséchées ; on aurait dit des viandes momifiées.

CHAPITRE III

DES VEAUX ET CHEVREAUX JEUNES DANS L'ALIMENTATION

Veaux. – Comme la viande de ces animaux entre pour une large part dans l'alimentation des grands centres de population, il nous faut rechercher en quelques mots leurs productions et leurs qualités. Dans beaucoup de localités, les veaux ne sont livrés à la boucherie que quinze à vingt jours après la naissance. Dans cet état, la viande qu'ils forment est susceptible parfois de donner la diarrhée (1), aussi défend-on d'exposer en vente sur nos marchés des veaux qui n'ont pas l'âge de six semaines. A ce moment la viande est passable, mais elle n'acquiert vraiment toute sa finesse qu'à l'âge de deux à trois mois.

Pour juger de l'âge du veau de boucherie on se fie ordinairement à l'apparence des cornes et à la bouche faite, c'est-à-dire que les gencives ne soient plus enflammées et que le cornillon soit assez ferme au toucher. Sur l'animal sacrifié d'autres modifications s'imposent qu'il est également bon d'étudier sérieusement. On n'a pas à craindre la consommation du veau avant terme, car, pendant la vie fœtale, sa viande est mollasse, gélatineuse, de couleur pâle (2); les

---

(1) Ordonnance de 1879, concernant les abattoirs de Paris :

Art. XVII. — « L'abatage des veaux âgés de moins de six semaines est interdit. Défense est faite d'en vendre la viande à peine de saisie et de poursuites devant le tribunal compétent » (Lettres patentes de 1782).

(2) En Algérie, les Arabes pauvres mangent avec plaisir les fœtus de vaches.

surfaces articulaires sont rouges, non adhérentes, la moelle des os est brune et sans consistance. On sait, de plus, que le fœtus augmente de poids à mesure que la gestation est plus avancée et qu'il arrive enfin à peser 30 kilogrammes environ à sa naissance. Les os de la tête, écartés tout d'abord, se soudent en dernier lieu, les poils n'apparaissent qu'au cinquième mois. Les tissus se modifient également, de muqueux ils deviennent fibreux, ou cartilagineux, ou osseux, suivant qu'on envisage tel ou tel organe. A terme, la viande de veau est belle et pourrait induire en erreur, si ce n'était l'étude tirée du gras, qui présente alors des granulations fines très rapprochées, comparables, comme un vieux praticien a pu le dire, au lait tourné (1). A partir de ce moment jusqu'au huitième jour les veaux de lait sont affreux ; leur graisse, si belle à leur naissance, a pris une teinte bistre, le petit a purgé la mère, pour nous servir de l'expression consacrée, et ce n'est qu'après trois semaines que la graisse reprend sa couleur et sa consistance. Enfin le grain de la viande se dessine, les articulations grossières et volumineuses jusqu'alors prennent leurs caractères normaux, la teinte bleue des sur-

---

(1) Le veau, en naissant, a la bouche violacée, la mâchoire inférieure pourvue de quatre dents, la chair du rognon noire.

Au bout de quinze jours, la bouche est encore rouge, les huit dents sont sorties, mais forment escalier, le rognon, à cette époque, est brun-verdâtre, la graisse, gris-jaunâtre.

A trois semaines, la bouche est moins foncée, les dents forment un cercle nivelé et sont à la même hauteur ; le rognon est d'un jaune rosé et se rapproche de la couleur de la viande,

Dans les 4e et 5e semaines, les dents se chaussent à mesure que la graisse prend plus de fermeté et que le rognon devient volumineux.

Enfin, à la sixième semaine, la bouche et les dents sont blanches, le rognon a pris complètement la couleur de la viande, — à moins de maladie, — et la graisse offre un éclat particulier.

faces articulaires se prononce davantage, l'adhérence des épiphyses est plus manifeste, et, particularité remarquable, le rein, de marron foncé qu'il était, devient rouge clair. Cette transformation dernière se fait ordinairement vers la fin de la troisième semaine.

Le veau de boucherie — nous ne parlerons pas du veau d'élève — présente plusieurs qualités, suivant qu'il a été nourri avec le lait de la mère ou bien qu'il a été engraissé avec des moyens artificiels, tels que farine, thé de foin, riz, œufs, etc. Par le premier procédé on obtient toujours des veaux de qualité supérieure, dont la chair blanche est savoureuse, aussi les bouchers ne s'y trompent pas, car les muqueuses de la bouche et de l'œil sont là pour leur dévoiler le mode d'engraissement qu'ils ont subi. Le second procédé donne des animaux moins bons avec une viande plus rouge.

A Carentan, on a l'habitude de pratiquer des saignées coup sur coup quarante-huit heures avant le sacrifice, afin d'obtenir des veaux blancs. Ce procédé est nuisible à la viande et lui donne souvent une teinte particulière cadavérique (Voir le § 2 du chapitre IV de la deuxième partie).

Pour obtenir des veaux de trois à quatre mois, ce n'est pas dans les grands centres qu'il est possible de pousser leur engraissement à ce degré ; le lait est toujours consommé en nature en raison des plus grands bénéfices réalisés. Il faut aller jusque dans le Gâtinais, le Loiret, la Champagne, la Normandie, pour trouver la production du veau vraiment profitable. En s'en rapportant à ces conditions d'ordre supérieur, le marché de veaux de Paris se trouve principalement approvisionné par des animaux venant du Gâtinais, de la Champagne et de la Normandie, où l'élevage se fait avec le lait que le petit boit au baquet, soit à l'état naturel ou additionné de pain, de farine et d'œufs. C'est aussi aux qualités transmises par le taureau comtois et la vache normande à leurs produits que la préférence marquée des consommateurs se tourne vers les veaux de ces contrées. Cependant, dans certaines parties de l'Aube, de même que dans le département de la Seine-Inférieure, en raison des principes retirés du lait, nous trouvons des veaux de mauvaise apparence, noirs de viande, qu'une alimentation peu riche a débilités et qu'on désigne sous le nom de *gournayeux*.

Les départements du Loiret, d'Eure, d'Eure-et-Loir, de Seine-et-Marne, de l'Oise, du Calvados, concurremment avec l'Aube et la Marne, fournissent des veaux qui présentent soit les caractères des Normands, soit ceux des Comtois. L'Auvergne nous expédie souvent des veaux appartenant à la race de Salers et qui sont moins estimés. La Bretagne, enfin, vient, à de rares intervalles, s'ajouter également à ce nombre par des envois de bons petits veaux.

Chevreaux. — Il est dit, dans un ouvrage de M. Bénion, que la chair des chevreaux est fort estimée des gourmets modernes, comme elle l'était des héros d'Homère et de ceux qui leur ont succédé. Cette chair est grasse et succulente et en tout analogue à celle de l'agneau.

Sans être entièrement de l'avis de notre honorable confrère, dont l'attention a pu être attirée sur des animaux déjà vieux et bien en chair, nous dirons que la plus grande quantité des envois de chevreaux se font pour des sujets qui n'ont pas atteint l'âge de quinze jours, et que, par conséquent, la viande ne peut avoir les qualités qu'on lui attribue. Bien plus, nous ajouterons qu'elle est susceptible de donner la diarrhée et que pour cela seul, on ne saurait trop veiller à sa consommation.

Le commerce de la viande de chevreau prend chaque année une grande extension. Les apports du Loiret, du Loiret-Cher, de l'Indre-et-Loire, de la Vienne, se chiffrent annuellement par 110,000 têtes. Ce nombre considérable, en rapport avec nos exigences commerciales et principalement les fabriques de gants, tient, comme le dit M. Zundel, « au morcellement de la propriété qui réduit les surfaces destinées à l'élevage du bétail et qui empêche le nombre des petits propriétaires d'entretenir la vache traditionnelle et les force à la remplacer par la chèvre, qui force un certain nombre d'autres à entretenir des chevaux pour les travaux des champs. Toutes les statistiques accusent une augmentation considérable dans le nombre des chèvres, qui se montrent ainsi réellement les vaches du pauvre. Cette augmentation a été d'environ un demi-million pour la France en quinze ans (1). »

Le chevreau est sacrifié principalement, nous dirons même exclusivement, pour la peau si utilisée dans la fabrication des gants glacés ; sa viande n'est qu'un accessoire qu'on essaye de livrer à la consommation dans le seul but de réaliser de plus grands bénéfices. Le mercantilisme se soucie peu des règles de l'hygiène.

Les chevreaux sont divisés en deux classes : les *tétards*, qui sont tués à la mamelle, et les *broutants*, qu'on sacrifie après qu'ils ont mangé de l'herbe. Dans ces conditions, les premiers qui ont depuis quinze jusqu'à trente jours et même souvent moins, donnent une peau très estimée dans le commerce de la ganterie ; les seconds, au contraire, qui peuvent avoir de trois à quatre mois, fournissent une peau moins bonne imprégnée de sels calcaires. Cependant la viande de ces derniers chevreaux est excellente, car, en même temps qu'elle offre plus de fermeté, sa graisse est toujours blanche.

---

(1) Zundel, *Dépécoration du bétail.*

Il n'y a, en effet, que la souffrance qui puisse apporter à cet âge une coloration brune dans la graisse des rognons.

Si nous envisageons maintenant la viande des animaux âgés de huit jours, nous trouvons, avec la mollesse répandue dans tous les tissus, les caractères principaux que nous avons décrits au sujet des veaux jeunes. C'est ordinairement dans cet état que le plus grand nombre de chevreaux sont expédiés à la vallée. Mais bien que leur défaut d'âge soit un reproche qui frappe tous ces arrivages printaniers, on est forcé de laisser passer pour la consommation des chevreaux qui, tout en ne pesant pas quatre kilogrammes, comme une ordonnance de police de la ville de Lyon l'exigeait autrefois sur ses marchés, présentent néanmoins soit les rognons couverts de graisse blanche, soit une viande abondante et ferme au toucher.

Quand on se rend compte du nombre considérable des jeunes chevreaux sacrifiés pour la mode, quand en même temps on apprend que leurs peaux sont payées dans le Loiret jusqu'à cinq et six cents francs le cent, on comprend que les hygiénistes aient pu se demander si la viande de tous ces jeunes animaux devait être livrée à la consommation. La question se trouve résolue dans un rapport de M. Huzard, adressé au conseil d'hygiène en date de novembre 1858. Après avoir fait ressortir dans cette communication officielle que les meilleures peaux étaient fournies par les animaux de lait (ce qui entraîne la consommation d'une viande peu faite et laxative), le rapporteur établit que la chair des chevreaux n'est mangée qu'accidentellement et encore avec des légumes pendant seulement deux mois de l'année ; qu'en défendre l'entrée à Paris, c'est la repousser dans la banlieue et que pour ces raisons il n'y a pas lieu de la proscrire de l'alimentation. Il invoque en outre, à l'appui de son affirmation, des témoignages recueillis à Ambroise, à Grenoble, à la Tour du Pin, témoignages qui prouvent du haut prix de cette viande en ces endroits. Il dit enfin, avec M. Prince, que les chevreaux sont préférés aux agneaux et que les médecins consultés n'ont jamais rencontré d'insalubrité dans ces viandes.

Quoi qu'il en soit tout le monde est unanime pour affirmer qu'une alimentation de quelques jours avec la chair de ces jeunes chevreaux occasionne la diarrhée. Nous dirons même sans crainte d'être contredit, sauf peut-être de M. Decroix, que le meilleur d'entre ces jeunes biquets ne vaut rien. Cependant nous devons faire la part des choses : *in medio stat virtus* : refuser de la consommation ceux qui n'ont ni âge, ni graisse, ni muscle, et qu'on pourrait, sans être trop trivial, comparer à de véritables lanternes, et n'accepter comme bons que ceux offrant, par leur chair ferme, leur graisse blanche et leur ampleur de formes, toutes les garanties d'âge et de qualités. Nous devons ajouter maintenant que le chevreau pèse beaucoup moins que l'agneau par la raison que la brebis ne met bas qu'un seul petit, tandis que la portée de la chèvre en comprend ordinairement deux et quelquefois trois. Aussi trouvons-nous qu'il est osé de faire une comparaison de ressemblance entre la chèvre et l'agneau, car c'est bien rarement que ce dernier est tué dès le jeune âge, — aucune raison ne commande ce sacrifice, — et souvent on caractérise du nom d'agneau de véritables *antenais*, dont la communauté de qualités avec le chevreau ne peut nullement être établie.

CHAPITRE IV

DU PORC

§ 1. *Races porcines françaises et étrangères du marché*
de Paris.

Le porc existe depuis la plus haute antiquité et sa viande a presque de tout temps servi de nourriture à l'homme. Chez les Gaulois, les porcs qu'on entretenait dans les forêts séculaires qui couvraient le sol de la Gaule du nord au midi et de l'est à l'ouest étaient fort estimés et servaient de base à l'alimentation de ces peuples nomades.

Les animaux de l'espèce porcine ont une grande importance car ils ont une destination unique : l'alimentation de l'homme. Ils servent en effet de base à la nourriture des campagnes où leur viande est plus mangée que celle des autres animaux de boucherie. Les pauvres ménages entretiennent un porc avec les débris qui sont à leur disposition et considèrent comme un grand bienfait l'appétit dépravé ou mieux la gloutonnerie de cet animal.

Le porc n'a pas toujours été ce qu'il est aujourd'hui et c'est par une suite d'améliorations qu'on est arrivé à former les types connus actuellement du commerce de la boucherie. En procédant par voie de métissage ou par des croisements avec les types asiatiques et les métis formés en Angleterre, les éleveurs ont obtenu plus de viande, plus de lard et plus de précocité.

Nous recevons parfois au marché de la Villette des porcs

venant de l'Italie, de l'Allemagne et de la Hollande. Les premiers, bas sur jambes, au corps très arrondi, ont le museau court et pointu, les oreilles sont petites, demi-dressées, les soies sont le plus souvent noires ou mélangées de rouge. Ces porcs ont été répandus un peu partout ; ils sont estimés à Paris et même en Angleterre où ils ont pénétré (1). Ceux qui nous viennent de l'Allemagne et de la Hollande sont des animaux croisés avec les races anglaises, souvent même ce sont de véritables métis anglais qu'on ne peut distinguer des porcs indigènes. Ils ont le corps cylindrique près de terre, la tête très courte, les joues épaisses et les oreilles petites, dressées, les soies sont mélangées. Ces porcs sont excellents, mais ils ont l'inconvénient d'être trop gras pour la charcuterie de Paris ; la province, au contraire, les achète souvent de préférence aux porcs de la Sarthe et de la Vendée.

Quant aux races françaises, nous pouvons, pour plus de facilité, les diviser en deux groupes principaux. Dans le premier sont compris les porcs à soie blanche, très élevés sur leurs pattes et qui ont en outre la côte plate, les oreilles longues et pendantes. Le second présente des animaux blancs et pie-noir aux oreilles droites, assez trapus et dont le corps arrondi est plus près de terre.

Au premier groupe se rattachent les porcs de la Normandie, de l'Anjou, du Poitou, de l'Auvergne, de la Lorraine, de la Vendée, de la Mayenne, de la Sarthe, de la Touraine, de la Flandre, de la Picardie, du Cholet, de la Bourgogne et du Berry. Au second, ceux du Quercy, du Charolais, du Dauphiné, des Pyrénées et du Limousin.

---

(1) Nous avons, dit M. Baron, deux types de cochons, dont l'un donne plus de viande que de graisse. L'autre est une boule de graisse complètement nue dont le ventre traîne à terre et dont la tête est refoulée entièrement.

Le premier, qui a les soies dures, se rapproche beaucoup du sanglier.

Dans la Touraine les porcs sont assez hauts de taille, un peu comprimés d'un côté à l'autre ; le groin est allongé, les oreilles sont larges, longues, tombantes et recouvrant les yeux, la soie est blanche, assez rare, la peau est rose et transparente.

En Vendée le porc a le groin un peu relevé et les oreilles plus épaisses.

En Normandie ce sont les mêmes animaux avec des oreilles très larges, le corps long et la côte droite. Les porcs élevés à Cherbourg présentent souvent, par suite de l'alimentation avec le poisson, une chair molle, infiltrée, qui a une odeur désagréable.

Dans la Mayenne et la Sarthe on trouve le porc manceau, moins élevé sur pattes et plus court. C'est aussi dans ces départements qu'on voit le beau type de porc craonais aux soies très rares, à la peau fine et rose, et dont le corps est plus rond que tous les autres.

Les Flamands et les Picards entrent également dans la catégorie des porcs peu couverts en lard ; bien que très mal conformés, ils sont assez considérés par la charcuterie de ville.

Le Maine-et-Loire fournit abondamment des porcs qualifiés de Cholet et qui appartiennent à la race mancelle. Ils ne doivent ce nom qu'à l'engraissement qu'ils ont subi dans cette contrée.

Les porcs que nous recevons du Berry ont aussi les oreilles larges et pendantes, leur corps est comprimé d'un côté à l'autre.

La Lorraine expédie peu sur notre marché ; ses porcs sont bons et ne se distinguent pas de ceux que nous venons d'examiner.

Les porcs qualifiés de Bourguignons sont produits dans

l'Yonne et la Côte-d'Or. Ils ont également les oreilles larges et le corps un peu élevé sur des jambes minces. On les estime beaucoup à cause de leur viande.

L'Auvergne expédie aussi sur nos marchés des porcs qui se confondent avec ceux du Cher et qui sont préférés aux porcs anglais à cause du peu d'épaisseur de leur lard.

Dans le second groupe nous avons les porcs limousins, très estimés sur nos marchés et considérés, à juste titre, comme les meilleurs. Ce sont ces animaux que beaucoup de personnes appellent Tonkins, à cause des nombreux rapports qu'ils ont avec les métis anglais qui ont servi à les améliorer. Ils sont pie-noir, bas sur jambes, le corps est arrondi, cylindrique, le nez court, les joues larges, les oreilles petites et dressées. Ces porcs sont prisés hautement par certaines provinces car leur viande est très belle et le lard peut quelquefois mesurer douze centimètres d'épaisseur.

Le Quercy expédie aussi des animaux pie-noir avec les oreilles dressées et un peu plus forts que ceux du Limousin.

Nous citerons enfin, comme curiosité, l'arrivage au marché de la Villette de porcs venant de la Pologne et de la Hongrie; véritables sangliers par leur conformation, leurs soies et leur couleur, ils ont fourni une viande foncée et un lard mou, huileux, qui n'a pas été goûté.

§ 2. *Viande de porc, ses différences avec celle du veau.*

La viande de porc est rosée, quelquefois blanche, ferme, entourée de graisse épaisse, dure, et qu'on nomme lard. Cuite, on la distingue peu de celle du veau, avec laquelle certaines personnes la confondent souvent. Néanmoins, la forme des os, l'état des cartilages et la graisse offrent des différences qu'on ne doit pas négliger d'étudier.

Sur un porc entier dépouillé de son lard et desséché un peu à l'air, il peut y avoir, pour un homme peu exercé, confusion au premier aspect et à une vue d'ensemble. Mais si on regarde le peu de longueur du cou, la symphyse pelvienne qui est petite et droite tandis que celle du veau est arquée et volumineuse, la forme du bassin, le peu de longueur des membres, etc., on arrive à conclure qu'il est impossible une seconde fois de se tromper et d'oublier ces termes de comparaison.

Les races, nous venons de le voir plus haut, influent notablement sur la qualité de la viande de porc et modifient la formation du lard. En effet, le porc amélioré peut à peine se traîner ; la tête fait corps avec l'encolure, il possède un groin dont il ne peut plus se servir pour fouiller la terre. Les races anglaises sont très précoces et peuvent fournir des sujets de boucherie dès l'âge de six à dix mois ; nos races françaises ne donnent des porcs bien en viande que vers l'âge de dix-huit mois à deux ans. Le choix de la nourriture établit encore des modifications plus profondes et plus caractérisées dans la qualité de la viande, car, tandis qu'une alimentation avec des grains, des farines, des pommes de terre, des glands, des châtaignes, donne une chair rosée et un lard ferme ; les soupes et le poisson, au contraire, occasionnent non seulement la mollesse et la blancheur des tissus, mais encore des infiltrations jaunâtres et une odeur particulière.

Si on lui fait manger des débris de viande, sa chair prend un mauvais goût, elle devient forte et sent trop le carnassier. Aussi les porcs élevés dans les clos d'équarrissage n'ont aucune considération de la part du commerce.

« La condition indispensable, dit M. Baillet, pour que le porc fournisse de bonne viande, c'est qu'il soit castré quinze jours à trois semaines au plus après sa naissance ; si cette opération n'a été pratiquée qu'après trois ou quatre ans la viande est toujours de qualité inférieure (1). »

§ 3. *Détail de la coupe du porc à Paris.*

On coupe le porc à Paris de la manière suivante :

Jambon. — Partie recherchée du consommateur et constituée par la fesse et la cuisse. On le coupe ordinairement au-dessous de la symphyse pubienne par deux lignes obliques qui partent l'une du grasset, l'autre de l'anus pour converger toutes deux vers le petit oblique de l'abdomen. On fait aussi des jambons avec l'épaule.

La moitié du porc est ensuite divisée par une ligne qui part du milieu de la première côte pour tomber au-dessous de la symphyse. De ces deux parties, l'une inférieure, porte le nom de *poitrine*, l'autre celui de *rein complet*. Ce rein se subdivise à son tour en cinq morceaux, savoir :

La culotte. — Appelée encore *samorie* et formée par le sacrum.

Le filet. — Comprenant les vertèbres lombaires.

Le carré couvert. — Morceau qui correspond en partie au train de côtes du bœuf.

L'échine. — Partie des côtes comprise sous l'épaule.

Le collet ou collier. — Muscles et vertèbres du cou.

Jambonneaux de devant et de derrière. — Ces dénominations servent à désigner les parties inférieures des jambes ; elles correspondent aux gîtes chez le bœuf.

Poitrine. — Constituée par le sternum et les muscles de l'abdomen.

----

(1) L. Baillet, *Traité d'inspection des viandes de boucherie.*

7

Lard gras. — Bande de lard qui recouvre les reins et qu'on enlève pour mettre au saloir.

Panne. — Graisse intérieure des rognons et du flanc.

Tous les porcs amenés au marché de la Villette sont âgés, la plus grande partie, de sept à douze mois et atteignent le poids de 40 à 120 kilos de viande abattue. Les truies et les verrats vont jusqu'à fournir 150 et même 200 kilos de viande ; ils sont de tous les âges et assez peu considérés (1).

§ 4. *Utilisation de la viande de porc.*

Le porc, dit M. Baron, est pour l'homme une proie plus naturelle que n'importe quel animal, aussi il existe une industrie particulière qui a pour but d'utiliser la viande des suidés en la présentant sous des formes les plus variées, tantôt hachée et épicée, tantôt par morceaux salés et fumés.

Nous passerons rapidement en revue quelques produits de la charcuterie dont la province a la spécialité et qui sont fort estimés du consommateur.

En Normandie, au Mans et dans le Perche, les porcs sont grillés, fendus par l'échine, coupés en morceaux, salés ensuite à sec et mis dans des jarres et tinettes, lavées au gingembre. Les andouilles fumées de Vire sont très renommées. En Bretagne, la plus grande partie des charcutiers échaudent les porcs, les ouvrent par l'échine, salent à sec pendant

---

(1) Nous pouvons nommer successivement et par ordre de mérite les races préférées de la charcuterie de Paris : 1° Manceaux et Tourangeaux ; 2° Vendéens, Angevins et Craonnais : 3° Lorrains, Vosgiens et Ardennais; 4° Bretons et Picards : 5° Normands : 6° Bourguignons; 7° Berrichons et Auvergnats; 8° Limousins et Bourbonnais : 9° Garonnais et Marseillais; 10° Hongrois et Bosniens; 11° Prussiens, Polonais et Russes; 12° Américains.

quinze ou vingt jours et les dépècent en morceaux (jambons.
épaules, poitrines, pièces de lard) pour les placer en dernier
lieu dans des jarres, tinettes ou tonneaux. La Bretagne, on
le sait, excelle dans la fabrication des saucisses fumées, mê-
lées de porc gras et maigre; les saucisses de Rennes sont
surtout très estimées.

La Bourgogne fournit une bonne qualité de viande; la fabrication des saucissons de Lyon y est très réussie, ainsi que
les saucissons ordinaires et les salaisons de jambons non
fumés.

Lyon a plusieurs produits en réputation ; son saucisson fa-
briqué avec les muscles les plus tendres du porc, énervés à
fond, manipulés en pâte avec addition de lardons cubiques et
de liqueur est ensuite emballé, ficelé, serré et séché au moins
pendant un mois avant d'être livré au consommateur. Utilisé
plus tôt, il ne serait pas mangeable, en raison de la fermentation occasionnée par le travail de la fabrication. Ces saucissons sont conservés dans la graisse non comestible (*vulgo*,
flambard).

On fait encore avec les débris du premier un saucisson de
ménage un peu nerveux, il est vrai, mais de bon goût.

Les saucissons d'Arles, fabriqués spécialement avec du
porc bien énervé, doivent leur arôme tout particulier à la
noisette écrasée qui entre dans leur confection.

Bayonne et les Pyrénées ont la renommée justifiée des
jambons fumés, inimitables, par suite des herbages aromatiques avec lesquels on les prépare.

Dans les Vosges et la Franche-Comté, on fait également
de bonnes salaisons non fumées et d'excellents saucissons de
ménage.

Hambourg possède la renommée du bœuf fumé. Ce sont
les tranches de la cuisse du bœuf qu'on utilise généralement

avec un fumage aromatisé spécial. Les saucisses et les salaisons diverses peuvent être considérées comme les meilleures de l'Allemagne.

A Francfort, il se fait un boudin composé de sang, de lard frit et de pied de veau cuit, et aussi un saucisson de foie de porc avec de la chair hachée.

L'Italie ne possède pas seulement la mortadelle — ce beau produit composé, dit-on, de viande de porc et de chèvre — elle a encore le *lardès*, saucisson très estimé et qui tient le milieu entre la mortadelle et le saucisson de Lyon. Les saucisses de Bologne et de Milan sont également réputées, les premières ne contiennent que du porc et se rapprochent beaucoup des saucissons de Lyon ; les secondes, faites avec de la viande de porc énervée, sont manipulées avec de l'huile d'olives.

Les jambons d'York, selon les probabilités, sont salés à la pompe avec du sel de magnésie et de la cassonade. Ils sont séchés et fumés ensuite avec de la sciure de palissandre afin de leur communiquer cette couleur ocre particulière.

En Amérique, la viande du porc est saupoudrée de sel ou précipitée dans la saumure et fumée ensuite. Le jambon américain est presque toujours privé du jarret et coupé en rond et en biseau aux dépens de la graisse. Mais aujourd'hui, les commerçants font avec ces salaisons tous les genres possibles et arrivent à donner, au moyen de certains changements opérés dans la coupe, la façon du pays qu'ils veulent imiter.

A Paris on fait des saucissons de toutes sortes avec les viandes de porc, de cheval et de bœuf. On sale le porc à la pompe ou mieux en pleine baignoire, à cause de la lenteur à prendre le sel qu'offrent toutes les viandes provenant d'animaux ayant subi la fatigue des voyages et des mauvais traitements, sans parler du lavage imposé au marché de la Villette.

Saindoux. — Le saindoux constitué uniquement par la graisse intérieure du porc est obtenu au moyen de la fonte et du battage lorsqu'on veut avoir plus de blancheur.

Il est rare cependant qu'il soit livré de cette manière au commerce surtout lorsque les cours sont élevés. On le mélange alors avec le saindoux d'Amérique qui, on le sait, a perdu son huile sous l'action de la presse hydraulique et qui se trouve en outre chargé d'une grande quantité d'eau. Il est aussi additionné, et cela pendant la saison chaude, de graisse de mouton de consistance plus ferme, ou d'huile d'arachide d'un prix moins élevé, quelquefois de graisse de veau et même de bœuf.

On peut, malgré l'intimité du mélange, constater assez facilement ces sophistications soit au moyen du toucher qui donne une sensation grenue, soit à la couleur un peu jaune quand il y a eu addition d'huile ou de graisse de bœuf, soit enfin à son odeur particulière obtenue en le frottant entre les mains.

Le saindoux pur étendu sur le papier ne donne qu'une faible transparence; s'il y a eu addition d'huile, il le pénètre au contraire profondément et fait tache. — L'eau est dévoilée par la cuisson.

L'étude que nous venons de faire ajoutée à celle des races de bœufs et de moutons donne un aperçu assez complet de l'importance du marché de la Villette et de l'insuffisance de notre production nationale en face des besoins à satisfaire.

En effet, la consommation de la viande de boucherie augmente chaque jour, non seulement dans les grands centres de population, mais encore dans les campagnes où un véritable progrès s'accentue manifestement.

Pour faire face à cette augmentation toujours croissante on est obligé, comme le dit M. Zundel dans son article sur la dépécoration, de faire appel à l'importation en France d'animaux vivants et de viandes salées d'Amérique.

Le producteur se plaint que le bétail étranger lui fait concurrence sur nos marchés et le consommateur constate que le prix de la viande de boucherie augmente tous les jours. On en veut, dit M. Baillet, aux exigences du producteur, à l'insatiabilité gastronomique, aux intermédiaires, aux bouchers débitants, aux commissionnaires en bestiaux, à la suppression de la taxe (1) et pendant qu'on délibère, la viande est toujours très chère (2).

----

(1) La taxe, dit M. Husson, n'a jamais été qu'une source de fraude et de difficultés administratives ; aussi a-t-elle été abandonnée.

Avec la taxe, le boucher n'ayant plus intérêt à discuter le prix du bétail, elle devenait, dit la circulaire ministérielle de 1858, la base obligée des transactions du marché et favorisait ainsi la permanence de la cherté.

La liberté et la concurrence loyale ont paru les seuls moyens possibles pour faire tomber les prix lorsqu'ils sont trop exagérés.

(2) COURS MOYEN DES VIANDES VENDUES A LA CHEVILLE DE 1872 A 1882

Abattoirs de Paris.

ANNÉES	BŒUF	VACHE	TAUREAU	VEAU	MOUTON	PORC
	le kilo	le kilo	le kilo	le kilo	le kilo	le kilo
1872	1 f. 42	1 f. 40	1 f. 34	1 f. 86	1 f. 53	1 f. 72
1873	1 64	1 58	1 17	1 78	1 57	1 58
1874	1 41	1 36	1 25	1 74	1 46	1 64
1875	1 38	1 32	1 22	1 78	1 42	1 58
1876	1 40	1 34	1 16	1 80	1 46	1 56
1877	1 40	1 36	1 18	1 80	1 48	1 58
1878	1 54	1 48	1 40	1 92	1 48	1 60
1879	1 53	1 46	1 38	1 91	1 56	1 44
1880	1 44	1 38	1 34	1 92	1 46	1 45
1881	1 36	1 30	1 28	1 96	1 45	1 60
1882 (six mois)	1 52	1 46	1 48	2 16	1 64	1 56

CHAPITRE V

ABATS (1)

Poumons, cœur, foie, rate, reins, cerveau, langue. — Description de ces organes avec leurs différences anatomiques dans la série des animaux de boucherie.

Nous commencerons par l'étude du poumon dans la série des animaux de boucherie en procédant des grandes espèces aux petites, il en sera de même du cœur, du foie, etc. Enfin en terminant, nous dirons un mot des caractères différentiels existant entre le cerveau du bœuf et le cerveau du cheval.

Poumons. — Les deux lobes pulmonaires chez le cheval, comme dans les autres espèces de boucherie représentent, chacun d'eux, la moitié d'un conoïde d'une couleur rosée. Chez le cheval, la surface des poumons est lisse et uniforme; le bord inférieur du lobe droit et du lobe gauche se trouve profondément échancré, au niveau du cœur, le gauche plus que le droit ; notez bien que ce n'est pas une scissure, mais bien une large échancrure que l'on constate au point indiqué.

Le poumon de l'âne présente les mêmes caractères que celui du cheval ; il est seulement d'un volume plus petit et d'un rose plus pâle.

Chez le bœuf, le mouton, la chèvre et le porc, le lobe gauche est divisé en deux lobes et le lobe droit en quatre. Si

(1) Ce chapitre a été emprunté presque en entier aux notes de M. Bascou, inspecteur principal de la boucherie.

on regarde le poumon droit par sa face externe, le quatrième
lobe n'est pas apparent, de sorte qu'on serait porté à croire
qu'il n'y en a que trois. Pour apercevoir ce lobe rudimentaire
qui se recourbe en avant pour venir s'appuyer sur la base du
cœur, il faut examiner le poumon droit par sa face diaphrag-
matique ou sa face interne.

Le poumon du bœuf, du veau et de la chèvre est quadrillé, celui de la chèvre l'est presque autant que celui du
bœuf; celui du porc l'est un peu et à lignes très espacées ;
celui du mouton est lisse.

Cœur. — Le cœur du cheval a la forme d'un conoïde ; caractère très important, il est déprimé d'un côté à l'autre. Sa
coloration est d'un brun terreux, la teinte est en effet un peu
cuite. Dans les sillons latéraux on trouve une graisse abondante ayant les caractères de la graisse de cheval, laquelle,
on le sait, est caractéristique.

Le cœur de l'âne et du mulet est très pointu à son sommet.
Chez le cheval et chez les autres espèces dont nous nous oc-
cupons, la pointe du cône ventriculaire est mousse.

Dans le bœuf, le mouton et la chèvre, le cœur est conique
et porte trois sillons longitudinaux. En dehors de la forme,
la longueur du cœur chez le bœuf est plus considérable que
chez le cheval. Chez le premier, on trouve dans l'épaisseur
de la zône aortique deux petits os, appelés os du cœur, et
dont un n'est peut-être pas constant. Le tissu musculaire du
cœur du veau est pâle, celui du mouton et de la chèvre est
d'un brun foncé. Il est difficile de faire la distinction entre le
cœur de la chèvre et celui du mouton ; la seule différence
existe dans la graisse que l'on trouve dans les sillons du
cœur, laquelle est plus blanche et plus ferme chez la chèvre
que chez le mouton.

Le cœur du porc ressemble à celui du cheval. La graisse

que l'on trouve dans ses sillons est caractéristique. En outre, le sillon longitudinal qui contourne le bord antérieur au niveau du tiers inférieur est très profond ; le bord inférieur de ce sillon est très saillant.

Foie. — Le foie du cheval est brun bleuâtre ou violacé, en général très foncé en couleur ; il s'écrase à la moindre pression. Il est aplati, d'avant en arrière, irrégulièrement allongé en ellipse, épais à son centre et aminci sur ses bords. Le bord inférieur est comme tranchant et offre deux échancrures profondes qui partagent le foie en trois lobes ; le lobe droit, le moyen en volume porte à sa face postérieure le lobule de Spigel. Le lobe moyen, le plus petit des trois, est découpé lui-même en plusieurs languettes.

Le foie du cheval n'a pas de vésicule biliaire ; son poids est de 4 à 5 kilos.

Le foie du bœuf représente une masse d'un volume considérable, très épaisse dans sa partie supérieure ; il n'est pas lobulé comme dans les autres espèces ou du moins il est très difficile, pour ne pas dire impossible, de distinguer les trois lobes ; le lobule de Spigel seul se détache avec netteté à la partie supérieure de la face postérieure de l'organe. Sa couleur est d'un brun chocolat, quelquefois violette ou pâle ; du reste, il n'y a rien qui varie comme la coloration du foie et cela à quelque espèce qu'ils appartiennent. Son poids varie entre 5 et 10 kilogrammes.

La vésicule biliaire, volumineuse et de forme ovoïde ou piriforme, est presque flottante et fixée près de l'extrémité supérieure à la face postérieure de l'organe.

Le foie de veau a un degré de fermeté moindre et une coloration beaucoup plus claire ; il pèse de 1 à 3 kilogrammes.

Les foies de mouton et de la chèvre sont généralement d'une couleur brun foncé ; leur consistance est assez ferme, toujours plus ferme que celle du foie de veau. On y distingue deux lobes : le droit, bien plus volumineux que le gauche, porte à sa face postérieure et en haut le lobule de Spigel ; inférieurement il existe une fossette où est logée la vésicule biliaire, laquelle a le volume d'une grosse noix et est de forme ovoïde ou piriforme.

Les foies de mouton et de la chèvre sont pointillés ; on dirait qu'avec la pointe d'une épingle on a parsemé leur surface d'une quantité innombrable de petits trous. Ce pointillé, à peine appréciable sur le foie de mouton, est très manifeste sur celui de la chèvre. Ce caractère du foie de la chèvre lui donne à un examen superficiel une certaine ressemblance avec le foie du porc, comme aspect seulement.

Le foie du mouton pèse de 500 grammes à 1 kilogramme.

Le foie de porc, de couleur brune, est remarquable par la netteté avec laquelle les lobules se distinguent les uns des autres. La capsule de Glisson envoie des lamelles de tissu cellulaire dans l'épaisseur de cet organe ; ces lamelles dessinent à la surface du foie un réseau polyédrique de couleur jaunâtre, espèce de quadrillé, à mailles très serrées, qui sépare les lobules les uns des autres. Ces lobules sont légèrement en saillie, de telle sorte qu'en passant le doigt à la surface de l'organe, on éprouve la sensation d'une foule de petits mamelons. Le foie du porc est donc grenu à sa surface.

La division du foie du porc en trois lobes est très manifeste, attendu que les scissures arrivent près du bord supérieur de l'organe. Le lobe moyen est divisé en deux inférieurement par une échancrure de 10 centimètres de longueur environ ; c'est dans la portion droite de ce lobe et sur sa face postérieure que se trouve la cavité où est placée la vésicule biliaire, laquelle a la forme et le volume d'un petit œuf de poule.

Le lobe droit porte en haut de sa face postérieure le lobule de Spigel. Le foie du porc pèse environ 1 kil. 500. Enfin, une particularité qui est à peu près commune à tous les foies que nous venons de passer en revue, c'est qu'au point où ces organes sont en connexion avec le pancréas, on trouve un paquet graisseux chez les animaux très gras et une portion de pancréas avec un peu de graisse chez les autres, graisse que l'on pourra au besoin consulter.

Rate. — La rate du cheval a la forme d'une faux ; sa base est épaisse et large : son bord convexe est mince et tranchant, son bord concave est épais, sa pointe est mousse et mince, son aspect est gris-bleuâtre, sa surface grenue et chagrinée. Le tissu de la rate garde l'empreinte à la pression du doigt.

La rate du bœuf est longue et de même largeur dans toute son étendue ; ses extrémités sont arrondies.

La rate du mouton est petite, de forme à peu près triangulaire. L'angle supérieur est épais, sa surface grenue, sa coloration rouge-brun.

La rate de la chèvre ne diffère pas sensiblement de la précédente : elle paraît plus petite, de forme ovale, d'une coloration plus grisâtre.

La rate du porc est remarquable par sa grande longueur relativement à son étroitesse ; elle a l'aspect d'une bandelette de 40 centimètres de long sur 5 à 6 de large. Elle est de forme prismatique à base triangulaire ; sa coloration est rouge-brun, sa surface grenue.

Reins. — Les reins chez le cheval sont volumineux, épais, aplatis cependant de dessus en dessous, et offrent cette particularité que le droit a la forme d'un cœur de carte à jouer et le gauche celle se rapprochant davantage d'un haricot.

Leur surface est lisse, leur coloration rouge-brun, un peu grise. Le hile chez le cheval est à son bord interne.

Chez le bœuf les reins sont également volumineux, allongés d'avant en arrière, ils sont en outre lobulés, c'est-à-dire que chacun d'eux est composé d'une agglomération de quinze à vingt petits reins secondaires ; le hile, très large, est placé à sa face inférieure ; la coloration, d'ordinaire rouge-brun, est parfois très pâle. Du reste, il en est de la coloration des reins comme de la coloration des foies, elle est très variable.

Les reins du mouton et de la chèvre ont la forme d'un haricot presque globuleux ; le hile est placé à son bord interne. Le rein de la chèvre, un peu plus volumineux que celui du mouton, a également une capsule fibreuse plus épaisse et marbrée, ce qui lui donne une coloration plus grisâtre.

Chez le porc les reins ont une couleur brune un peu claire, la forme est celle d'un haricot très aplati. Ils sont assez volumineux, leur longueur est de 14 centimètres environ, leur largeur de 10.

Langues. — La langue des solipèdes est pyramidale, triangulaire, assez aplatie dans sa partie libre ; elle est pourvue de papilles presque lisses. Chez le bœuf elle se distingue par des gros muscles qui l'entourent et aussi par des papilles à étui corné dont la pointe est dirigée en arrière. Celle du mouton et de la chèvre est proportionnellement plus petite avec les mêmes caractères. Le cochon a la langue longue et étroite ; elle présente sur les côtés cinq plis transversaux de la muqueuse.

Cerveaux. — En suivant la marche indiquée au début nous sommes amené à dire un mot, avant de terminer, du cerveau du bœuf et du cerveau du cheval.

Chez le bœuf, les circonvolutions cérébrales sont plus larges que chez le cheval, mais elles sont moins nombreuses ; chez le bœuf encore, les hémisphères, proportionnellement plus larges en arrière, se rétrécissent brusquement au niveau de la scissure de Sylvius et conservent ces dimensions réduites dans les lobes antérieurs ; ceux-ci sont donc plus coniques que dans les solipèdes. Autrement dit, les hémisphères cérébraux du cheval représentent dans leur ensemble une masse ovoïde ayant sa grosse extrémité adjacente au cervelet, tandis qu'ils forment une masse conoïde ou piriforme chez le bœuf.

Ces divers organes, indépendamment de l'avarie dont ils peuvent être atteints, dans les saisons chaudes, sont sujets à des affections spéciales qui sont connues et qui entraînent leur saisie.

Nous signalerons en effet l'hépatisation péripneumonique et la tuberculose sur les poumons des bovidés, la morve sur ceux des équides et toutes les inflammations franches et chroniques dont ils sont le siège dans toutes les espèces; sur ceux des ovidés nous verrons des échinocoques et des strongles.

Sur les foies nous indiquerons les douves, les indurations et les incrustations des canaux biliaires, l'hypertrophie, la cirrhose, des états pierreux et lardacés, des kystes hydatiques.

Sur les reins nous trouverons quelquefois la néphrite avec abcès, et la dégénérescence granulée.

CHAPITRE VI

EXAMEN DE L'ANIMAL VIVANT ET ABATTU

Maniements. — Abatage. — Rendement des animaux de boucherie.

Les espèces domestiques, dont la fin dernière est l'abattoir, nous fournissent, dit Baudement, après une carrière diversement remplie, des produits variés dont le principal est la viande.

La constatation de l'importance de chacun de ces produits, la détermination du rapport qui existe entre le poids total vivant de l'animal et le poids des différents ordres de substances après l'abatage, constitue ce qu'on appelle communément le rendement (1).

Mais pour arriver à ce but et apprécier d'une manière capitale le rendement des animaux de boucherie exposés en vente sur nos marchés, il faut connaître les maniements. Nous passerons donc en revue les caractères de chacun d'eux en indiquant leur volume et leur position.

§ 1. *Maniements.*

On désigne sous ce nom les saillies de graisse qu'on observe sur les animaux de boucherie et qu'on explore avec la main. Ces dépôts de graisse, dont le siège est constant, fournissent à l'acheteur des données à peu près certaines sur le poids de l'animal et son rendement

---

(1) Baudement, *Livre de la ferme.*

présumé. Ils indiquent encore la graisse extérieure et la quantité de suif que doit fournir la bête après le sacrifice.

Lorsqu'un boucher examine sur le marché un bœuf qu'il veut acheter, il regarde d'abord la taille de l'animal, ses dimensions, l'ampleur de sa poitrine afin de se donner une idée approximative de son poids; il complète ensuite ses renseignements en passant en revue les principaux maniements qui sont à sa portée et base, sur les données qu'il vient de recueillir, sa proposition du prix d'achat (1).

Le maniement qui tombe d'abord sous la main exploratrice du boucher est celui des *abords ou cimier*, placé de chaque côté de la queue; il forme sur certains animaux des loupes volumineuses d'aspect désagréable et caractérise la graisse extérieure.

Le brague ou le scrotum propre au mâle est apprécié ensuite en introduisant la main entre les fesses, de manière à saisir la masse scrotale. On s'assure ainsi, non seulement de l'abondance de la graisse, mais encore de l'état des testicules et du procédé qui a servi à châtrer l'animal.

Le *cordon* ou *braie*, chez la vache, est exploré de la même manière.

Nous avons encore l'*œillet*, pli de la peau qui va de la rotule au ventre, et qu'on saisit à pleine main, le pouce en dessus. Puis viennent après, par ordre d'examen, la *hanche*, le *flanc*, le *travers*, formé par les apophyses transverses des vertèbres lombaires, la *côte*, le *paleron*, situé à la partie supérieure et postérieure de l'épaule, le *contre-cœur*, placé plus bas que le précédent, dans l'angle formé par le scapulum

---

(1) On ne doit pas oublier que les bœufs mis en vente sur nos marchés sont tous attachés par la tête et que l'acheteur est ordinairement placé derrière l'animal au moment de l'examen des maniements.

et l'humérus, le *cœur*, le *collier*, correspondant au passage du collier chez les bêtes de trait, l'*avant-cœur*, situé à l'angle antérieur de l'épaule, la *poitrine* qui a pour base le fanon, le *dessous de langue*, placé dans l'auge.

Tous ces dépôts de graisse n'ont pas pour centre un ganglion lymphatique, quelques-uns sont formés dans le tissu cellulaire seul. Ils n'apparaissent pas tous à la fois ; ceux en général qui se développent les premiers, comme les *abords*, l'*œillet*, la *côte*, la *poitrine* et le *paleron*, sont les derniers à disparaître par l'amaigrissement, ils sont aussi plus tenaces et plus fondamentaux.

La graisse commence à se déposer autour des os et filtre ensuite dans les muscles à mesure de l'engraissement ; enfin Baudement expose que la graisse s'accumule, en général, de l'intérieur du corps à l'extérieur et de l'arrière-main à l'avant-main.

La race, le sexe, l'âge, la nourriture influent nécessairement sur la répartition de cette graisse. Ainsi le manceau qui a une charpente volumineuse s'engraisse facilement, tandis que le bœuf garonnais fournit à un moins haut degré cette aptitude à l'engraissement. Le bœuf salers est également dur, grossier et difficile à prendre de la graisse.

Les maniements qui annoncent la graisse extérieure sont, d'après le commerce de la boucherie :

Les abords ;

La côte ;

Le paleron ;

Le cœur et le contre-cœur.

Ceux qui indiquent la graisse intérieure ou le suif sont les suivants :

Le brague ou scrotum, chez le mâle ;

Le cordon ou braie, chez la femelle ;

L'œillet ;

Le travers ;

L'avant-cœur ;

Le collier ;

L'oreille.

Le bœuf de boucherie est dit en *chair* quand les muscles commencent à faire saillie et présentent une certaine fermeté. La bête ne devient *grasse* que lorsque les formes s'arrondissent et que les maniements sont parfaitement tangibles. Enfin l'animal est dit *fin gras* quand tous les maniements forment des saillies accentuées d'un aspect disgracieux.

Chez le porc, il n'y a guère qu'un seul maniement consulté par le charcutier, c'est celui du *dos*, apprécié par l'appui de la main sur l'animal debout. Le lard, condition princeps, doit être ferme au toucher, résister à la pression et refouler les doigts, comme au contact d'un corps élastique. Le lard mou indique toujours la qualité inférieure des porcs.

Chez le veau, ce sont ordinairement les mêmes maniements que nous avons indiqués pour le bœuf, qui servent à apprécier son rendement et sa qualité. Cependant la bouche de cet animal sert souvent de base pour la fixation de l'âge du sujet et de l'état des muqueuses. L'œil et la vulve fournissent aussi des renseignements précieux sur la blancheur présumée du tissu musculaire.

Les moutons ne sont plus présentés à l'acheteur pêle mêle dans un parquet, ils sont placés et serrés côte à côte, afin de pouvoir être touchés tous par la main, en peu de temps et sans difficulté.

Les maniements les plus usités sont le *travers* et le *cimier*, que le boucher examine avec une rapidité exceptionnelle en passant derrière chaque mouton. Le *brague* est quelquefois consulté pour juger de l'état des testicules et du mode de castration.

§ 2. *Abatage.*

Les animaux de boucherie sont abattus de diverses manières ; nous étudierons donc les principaux modes employés dans les abattoirs de Paris.

Le merlin anglais est l'instrument que tous les bouchers emploient pour foudroyer le bœuf avec rapidité. Ce merlin comprend deux parties, une postérieure lourde et une antérieure en forme de boulon (emporte-pièce) de la longueur de 12 centimètres environ, et qui entre dans le crâne à la manière du masque à bouton de M. Bruneau.

Pour se servir de cet instrument, le bœuf est attaché par les cornes à un anneau fixé en terre, de manière à présenter convenablement à l'assommeur le crâne du patient ; un coup habilement dirigé fait tomber la bête sur-le-champ en faisant dans le front un trou de 18 millimètres de diamètre. On introduit aussitôt par cette ouverture un jonc flexible qui rend la mort plus instantanée en détruisant la moelle jusque dans le canal rachidien sur une étendue de 75 centimètres environ. Cette introduction du jonc a pour but principal d'empêcher les réactions brusques des membres et de permettre un prompt habillage.

Tous les bœufs à Paris sont tués de cette manière et saignés ensuite. Quelquefois, cependant, si l'animal se défend, on lui met un masque en cuir, ou bien si c'est un taureau qui ne veut se laisser approcher, on le frappe une première fois avec le merlin entre les deux cornes, au nœud vital, et un

deuxième coup sur le crâne pour y introduire le jonc tradi-
tionnel.

Lorsqu'on tue une vache étique sans résistance, on ne
l'attache pas : un aide présente tout simplement la tête à
l'assommeur. Les bouchers abrègent le plus possible le temps
du travail, en raison des nombreux animaux qu'ils ont à sa-
crifier dans une journée.

Le masque à bouton de M. Bruneau est un instrument parfait qui, s'il n'est pas utilisé à Paris à cause des soins qu'il
faut apporter dans la conservation de ses différentes pièces,
peut néanmoins rendre des services signalés aux bouchers
de la campagne, souvent seuls pour tuer un bœuf et même
dans les abattoirs des petites villes où le commerce est peu
actif.

Le veau est égorgé sur un tréteau où il est attaché, une
jambe de devant repliée en arrière. La peau, les muscles, les
artères, l'œsophage, la trachée, sont coupés transversalement
jusqu'à l'atlas.

Les moutons sont saignés de la même manière sur un étau
très long où ils sont couchés côte à côte sans être attachés ;
le boucher passe, s'arrête devant chaque animal, donne un
coup de couteau en travers du cou et renverse la tête fortement en arrière pour rompre la moelle épinière. Ces temps
d'opération sont très courts.

Les Israélites sacrifient les bœufs par effusion de sang.
Dans ce but l'animal est attaché à terre, les jambes réunies
en faisceau par une corde ou chaîne. Le sacrificateur, après
avoir repassé sur une pierre son damas et s'être assuré en le
faisant glisser sur l'ongle que le taillant est intact, pince la
peau du cou et tranche en deux coups seulement — l'aller et
le retour — la peau, les muscles, les artères, sans toucher
aucunement aux vertèbres cervicales. Il s'assure ensuite, une

fois l'animal ouvert, que la main introduite dans les cavités splanchniques ne rencontre aucune adhérence, ni sur les plèvres, ni sur le péritoine. Alors seulement l'animal est reçu et la viande peut être livrée à la consommation des Juifs.

Le bœuf sacrifié selon ce mode barbare se conserve en général mieux que celui qui est tué par assommement ; néanmoins les parties antérieures complètement exsangues avaient toujours été préférées par les Juifs qui, subissant les défenses de Moïse, n'osaient toucher aux quartiers de derrière de meilleure qualité. Ils ont un peu, aujourd'hui, oublié ces prescriptions.

Dans les abattoirs hippophagiques on place un linge sur les yeux du cheval et on le frappe d'une masse en fer. Tombé à terre, l'animal est saigné et soulevé ensuite tout entier avec la corde au treuil, par une jambe de derrière, afin qu'il puisse donner tout son sang.

Le porc est assommé avec un maillet en bois, long de manche, qui écrase légèrement les os du crâne sans abîmer la cervelle. Un simple coup suffit ordinairement pour le faire tomber, mais combien peu . savent le donner. L'homme chargé de ce soin se promène au milieu des porcs placés dans le brûloir, choisit celui qu'il veut frapper et lui donne un coup de maillet tantôt sur le groin, tantôt sur les yeux ; enfin ce n'est souvent qu'après plusieurs coups infructueux qu'on arrive à faire choir l'animal. Le porc est ensuite égorgé et brûlé avec de la paille.

Une fois sacrifiés, le bœuf, le veau et le mouton, sont ordinairement soufflés, c'est-à-dire qu'on introduit dans le tissu cellulaire sous-cutané de l'air avec un soufflet pour faciliter le travail de la dépouille ; cependant depuis quelques années on ne bouffe plus les bœufs et les moutons gras (Voir le paragraphe *Soufflage des viandes*).

Lorsque l'animal est à peu près dépouillé on lui passe dans les jarrets un morceau de bois rond (tinet) qui sert au moyen d'une corde et d'un treuil à le fixer sur des solives ; le bœuf est alors dit « sur les pentes. » On enlève à ce moment la peau et les viscères pour finir de le parer convenablement et l'offrir sous un jour favorable à l'acheteur.

Les épaules sont, après ce temps d'opération, enlevées, et l'animal est fendu en deux parties. Ce travail achevé on n'a plus qu'à transporter la viande à l'étal. Le bœuf laisse à l'abattoir la peau ou cuir avec les cornes et une partie du crâne, le suif extrait des viscères abdominaux, le sang.

Tous les viscères constituent en terme de boucherie les issues qui se divisent en abats rouges et en abats blancs. Les premiers sont le foie, les poumons (mou), cœur, rate (fagoue), la tétine. Les abats blancs sont les estomacs (tripes), les intestins, la vessie, le mufle et aussi le ris (thymus), la langue, les quatre pieds et la cervelle.

Le cerveau est riche en graisse, le foie également, la langue est tendre à manger, le cœur est très riche en azote mais maigre et difficile à digérer. Les poumons, d'ailleurs peu nourrissants, sont difficilement attaquables par les sucs digestifs. Il en est de même des tripes en raison de l'abondance du tissu conjonctif.

Le sang du porc, qui renferme 16 à 18 0/0 d'albumine, est employé à la fabrication de boudins.

Dans les pieds de bœufs qui ne sont pas livrés aux tripiers à la mode de Caen, ou aux bouchers pour en faire de la réjouissance, l'huile qui en est retirée par la cuisson est précieusement recueillie.

Dans les peaux restant sur les têtes de moutons, une fois les langues et les cervelles levées, on en tire la laine pour être vendue aux mégissiers comme petite laine ou comme laine de rebut. La peau, après cuisson, sert à fabriquer de la colle. La viande une fois cuite est convertie en pâtés pour l'alimentation des chiens.

Quant aux os dits caboches, pieds, etc., ils sont tous vendus et utilisés pour faire du noir animal et de la colle.

La bourre provenant du grattage des pieds de moutons est utilisée de la même manière que celle des têtes.

Les onglons servent à faire de la corne ou du bleu de Prusse.

§ 3. *Rendement*.

La partie conduite à l'étal constitue les quatre quartiers ou le poids net, partie très intéressante de l'animal et qui fournit à proprement parler la viande, c'est-à-dire le rendement des animaux de boucherie ou mieux le rapport qui existe entre le poids vif et le poids net.

Nous n'avons pas l'intention de passer en revue les différents procédés qu'on a mis en cause pour apprécier le rendement de nos animaux ; les maniements en forment la base et les bouchers, hommes pratiques, savent très bien apprécier leur valeur. Nous laisserons donc de côté les moyens de mensuration tels que la méthode du cordon de Dombasle et celle de Quételet, dont les résultats ne peuvent être satisfaisants que sur des animaux bien conformés. « Car je suis intimement persuadé que la grande pratique, basée sur les connaissances sérieuses, est le meilleur guide dans l'appréciation des animaux de boucherie. Ce que l'on peut toujours assurer c'est qu'un bœuf fait, dont le poitrail est large, les épaules bien écartées, le garrot épais, les côtes arrondies, les reins larges et épais, est un bœuf lourd. Ce que l'on peut dire encore, c'est que la race, l'âge du sujet, le développement des parties musculaires, le volume plus ou moins considérable de la charpente osseuse, la quantité et la nature de la graisse, l'état de plénitude ou de vacuité de la panse, la présence d'un fœtus plus ou moins gros, etc., sont autant de circonstances dont il faut tenir compte pour déterminer le rendement net probable d'un bœuf ou d'une vache. Ajoutons enfin que dans cette estimation approximative, il faut aussi tenir compte de la saison dans laquelle on se trouve. Les bouchers savent fort bien que, depuis le mois de mai jusque fin septembre, le bœuf engraissé aux pâturages ne rend pas proportionnellement à ce que semble promettre son état, qu'il est, en un mot, plus léger que celui conduit au marché pendant où à la sortie de l'hiver (1). »

On est dans l'habitude d'établir les rendements de la manière suivante :

	Poids net.	Suif.
Bœufs en chair.	50 à 55 0/0	4 à 5 0/0
Id. demi-gras.	55 à 60 0/0	5 à 8 0/0
Id. gras.	60 à 65 0/0	6 à 10 0/0
Id. fin gras.	65 à 70 0/0	10 à 12 0/0

A Paris, où le mode de pesage est particulier et comprend la tête et les rognons, on trouve que la moyenne générale des bons bœufs est de 60 à 70 0/0.

Le mouton donne comme rendement moyen 50 0/0 de viande nette. Il fournit plus lorsqu'il est bien engraissé et peut arriver jusqu'à 55, 60 et même 70 0/0.

Quant au porc, son poids vif ne s'écarte pas beaucoup du poids net. Aussi peut-on estimer à 85 0/0 la moyenne du rendement chez un porc convenablement engraissé.

---

(1) Baillet, *Traité de l'inspection des viandes de boucherie.*

Le cheval donne comme poids vif une moyenne de 430 kilogrammes.

Son rendement moyen en viande est de 265 kilogrammes, ce qui fait 61 0/0.

DEUXIÈME PARTIE

HYGIÈNE

CHAPITRE PREMIER

CONSIDÉRATIONS GÉNÉRALES SUR LES ALTÉRATIONS DES VIANDES
DE BOUCHERIE.

La chair du bœuf est la viande par excellence, à cause de ses qualités alibiles (1).

Elle l'emporte, dit Fonssagrives, sur les autres viandes de boucherie par sa saveur aromatique et ses principes extractifs qu'elle cède à l'ébullition.

A ce sujet, les contradictions ne font pas défaut, car on n'accorde plus maintenant au bouillon la même valeur qui lui

---

(1) La France ne consomme pas autant de viande que l'Angleterre, où, d'après les statistiques, chaque habitant en mange 220 grammes par jour, tandis qu'en France, ce chiffre ne dépasse guère 55 grammes. La ville de Paris cependant fait exception, car elle utilise à elle seule plus du quart des animaux livré à la boucherie. Dans le siège de Paris, à la date du 19 janvier 1871, 300 grammes de pain et 30 grammes de viande devaient être distribués à chaque habitant.

Les quantités de viande introduites dans Paris en 1880 peuvent être réparties de la manière suivante :

était attribuée autrefois ; tout au plus s'il est comparé, comme excitant, au thé et au café. Il en est de même pour l'extrait de viande, dont on a beaucoup vanté les immenses avantages et qui ne peut, en aucune façon, remplacer la viande elle-même (*grammatici certant*).

La viande des animaux de boucherie est un composé de matières azotées, telles que fibrine, albumine, retrouvées dans les muscles et les liquides nourriciers de l'économie ; de substances grasses dont la principale fonction est de re-constituer la partie émulsive du sang et qui, de plus, se déposent dans les tissus pour former l'aliment respiratoire de réserve, de matières minérales comme le fer, les chlorures

VIANDES SORTIES DES ABATTOIRS EN 1880

ABATTOIRS	VIANDE DE BOUCHERIE		VIANDE DE PORC		VIANDE DE CHEVAL
	Paris	*Banlieue*	*Paris*	*Banlieue*	
	kilos	kilos	kilos	kilos	kilos
La Villette . . .	106,430,713	8,192,195	8,744,600	26,496	»»
Grenelle. . . .	9,280,038	698,991	»»	»»	»»
Villejuif. . . .	5,732,682	638,300	»»	»»	»»
Fourneaux . . .	»»	»»	5,384,170	10,150	»»
Villejuif et Pantin	»»	»»	»»	»»	1,711,190
Totaux. . .	121,443,433	9,529,486	14,128,770	36,646	1,711,190

VIANDES ENTRÉES DANS PARIS PAR LES PORTES ET GARES DE CHEMINS DE FER

LIEUX D'INTRODUCTION	VIANDE DE BOUCHERIE	VIANDE DE PORC PETIT SALÉ	CHARCUTERIE, JAMBONS, ETC.
Portes et Gares	25,482,000 k.	6,880,000 k.	2,112,000 k.

Ce qui fait un total général de 171,757,430 kilogrammes.

Si nous soustrayons de ce chiffre le montant de nos saisies annuelles, qui est de 644,378 kilos, il reste 171,122,962 kilos de viandes de boucherie et de porc mangés en 1880 par la population parisienne, ou mieux 85 kilos par habitant, ou encore 232 grammes par jour et par habitant.

Il a été consommé, en outre, en 1880, plus de 27 millions de kilos de poissons et 22 millions de kilos de volailles et de gibiers, sans parler des abats et issus, dont la consommation est également considérable.

et les phosphates alcalins qui servent en grande partie à l'entretien du squelette.

Si la viande des animaux de boucherie, et principalement celle du bœuf, possède à un haut degré tous les avantages que nous venons de décrire en peu de mots ; c'est qu'elle offrira toutes les garanties de salubrité et qu'elle appartiendra à un animal sain sacrifié par effusion de sang. Dans le cas contraire, c'est-à-dire pour les animaux morts ou atteints de maladies graves qui influent notablement sur la qualité de la viande, il ne pourra être fait aucun rapprochement des avantages précités, quand bien même, d'après certains auteurs, la viande aurait subi la cuisson. Car les principes nutritifs que toute bonne viande contient se modifient dans l'état de maladie. La viande, comme toutes les matières albuminoïdes, s'altère rapidement ; elle éprouve alors les altérations de la décomposition ammoniacale. Dans cet état, sa couleur devient verdâtre, sa consistance devient mollasse, elle conserve l'empreinte des doigts. Ces viandes ne peuvent être consommées : d'après Delafond, elles ne donnent qu'un bouillon louche, d'une saveur désagréable. Dans la viande pourrie, comme celle qui trop souvent sert à la fabrication des saucisses, il peut se déclarer des principes toxiques que la cuisson ou la fumée ne font pas toujours disparaître. Quelquefois encore, il s'y déclare des vibrions et des organismes microscopiques qui sont également nuisibles à la santé (1). La viande qui a séjourné longtemps dans la saumure doit être examinée attentivement, à cause des préparations qu'elle peut avoir subies pour en masquer la mauvaise odeur. Il peut même survenir des accidents graves en livrant à la consom-

---

(1) Hurtrel d'Arboval. *Dictionnaire de médecine vétérinaire.*

mation une charcuterie altérée, accidents qu'on a attribués à un agent toxique : le *Wurtsgift*.

Nous pouvons rappeler à ce sujet les expériences de M. Reynal sur la saumure. On donne à un chien cinq centilitres de saumure ancienne et les vomissements apparaissent; l'ingestion de deux à trois décilitres provoque des phénomènes d'intoxication et même la mort, si le vomissement n'a pas lieu. Le cheval est empoisonné avec deux ou trois litres, le porc avec un demi-litre et les volailles avec trois à quatre centilitres de la même substance. Quoi qu'il en soit, il ne faudrait pas prendre à la lettre le résultat de ces expériences, puisque dans nombreuses campagnes la saumure a pu servir de condiment sans provoquer de malaise à ceux qui en ont fait usage. La saumure, employée par M. Reynal à Alfort était vieille et datait de plusieurs années ; celle de six mois n'a donné aucun résultat.

Nous citerons comme curiosité, une altération signalée par Adam et que nous n'avons pas encore observée; nous voulons parler de l'état phosphorescent que prendrait tout à coup la viande dans l'obscurité, sans perdre aucunement de sa qualité.

« On savait bien que cette émission lumineuse surprise à la surface des chairs provenait de la présence d'un champignon microscopique, mais l'explication n'allait pas jusqu'à dire le pourquoi de cette singulière propriété du cryptogame.

« Un observateur attentif, qui s'est occupé de la question, a remarqué que cette sorte de dégagement lumineux se manifestait toujours à l'époque de la fructification des champignons. Or, à ce moment, tous les phénomènes de la respiration s'exagèrent manifestement chez ces parasites.

« Il me faut ici ouvrir une parenthèse pour dire que, contrairement à ce qui se passe d'ordinaire chez les végétaux, qui,

en respirant, absorbent de l'acide carbonique et exhalent de
l'oxygène; les champigons, eux, comme les animaux, s'as-
similent de l'oxygène et dégagent de l'acide carbonique.

« Je ferme maintenant ma parenthèse et je reviens au
phénomène de la fructification. A ce moment, ai-je-dit, la
respiration des champignons s'accroît de notable façon. Il se
produit donc une absorption plus considérable d'oxygène et
c'est cette oxydation exagérée des tissus du végétal qui provoque à sa surface une légère combustion et donne aux
viandes sur lesquelles il vit en parasite, cet aspect phosphorescent qu'on constate si fréquemment (1).

On peut citer, comme fait digne de remarque, la décoloration complète de la viande de bœuf qu'on a comparée à celle
du veau le plus blanc. Les animaux qui ont été l'objet de
cette observation étaient tous très gras et bien portants. Est-
ce une anémie due à la diminution de la matière colorante
du sang? Nous le pensons.

§ 1. *Énumération des principales maladies
qui altèrent les viandes.*

Lorsqu'il s'agit de reconnaître l'état sanitaire de la viande,
il se présente beaucoup de difficultés. Il est vrai qu'un morceau de viande d'un animal malade et celui d'un animal sain,
vus comparativement, offrent quelques différences; mais elles
sont si faibles que le public ne peut souvent les reconnaître.

Nous allons énumérer rapidement les maladies qui peuvent
influer sur la valeur nutritive d'une viande de boucherie,

(1) Gaston Percheron. Journal « *le Voltaire*, » 13 janvier 1881.

nous réservant le droit de les reprendre ensuite et plus en détail. Nous dirons en premier lieu un mot de la trichinose (1), maladie parasitaire étudiée principalement en 1860, époque où le docteur Zeuker eut l'occasion de l'observer sur une jeune fille morte à l'hôpital de Dresde. Cette affection fut surtout connue en 1863, en Saxe, où elle fit mourir plus de cent personnes (2). Dans ces deux cas il fut constamment démontré que l'affection reconnaissait pour cause l'usage de viande provenant de porcs dont les muscles étaient infestés de trichines. Comme cette maladie ne peut être reconnue sur l'animal vivant, par suite de l'absence de symptômes pathognomoniques, qu'elle ne peut également être vue sur la viande, les trichines n'étant visibles qu'à un fort grossissement, la chair du porc doit toujours être bien cuite avant d'être livrée à la consommation. D'après Perroncito, la *trichina spiralis* ne résiste pas à une température de 70 degrés.

Une maladie que nous devons placer à côté de celle-ci, est la ladrerie, affection parasitaire due à la présence de cysticerques dans tous les muscles et même l'œil du cochon. La cause unique de la ladrerie, est l'ingestion des œufs du tænia solium vivant dans l'intestin de l'homme. Le cysticerque se présente sous la forme de vésicules du volume d'un petit pois, demi-transparentes, contenant un liquide au milieu duquel nage un point blanc de la grosseur d'une tête d'épingle et qui est la tête du ver. Ce cysticerque résiste à une chaleur de 45 à 50 degrés. S'il passe vivant dans l'intestin de l'homme il s'y développe et occasionne le ver solitaire.

---

(1) En 1880, la trichine fut observée dans les salaisons d'Amérique, d'abord à Lyon, par M. Leclerc et ensuite à Paris par le service de l'inspection de boucherie qui, du mois de mars 1881 au mois de janvier 1882 refusa plus de 50,000 kilos de viande trichinée.

(2) Landrin et Morice, *Thérapeutique dosimétrique vétérinaire.*

La ladrerie a été aussi observée sur le bœuf. Elle est due au tænia inerme dont la tête n'est pas pourvue d'une couronne de crochets. C'est ce cysticerque qui occasionne, dit-on, le tænia médiocanellata aux enfants qui font usage de viande crue. Il n'a pas les inconvénients sérieux du précédent.

Puisque aussi bien nous sommes dans les maladies parasitaires internes, nous avons encore la pneumonie et la bronchite vermineuse du mouton. Ces affections graves, dues à la présence de petits vers très fins dans le tissu pulmonaire et les bronches, déterminent des troubles profonds de l'organisme et rendent fréquemment la viande de très mauvaise qualité par suite de l'étisie complète dans laquelle les moutons arrivent à succomber. Nous avons étudié tout récemment cette maladie sur un troupeau de 600 têtes appartenant à un fermier de l'Oise. Après avoir fait l'autopsie des morts et de quelques-uns vivants pris au hasard, nous avons trouvé des strongles en quantité telle que nous n'avons pas osé instituer un traitement. Cependant plusieurs, éloignés aussitôt du troupeau et transportés dans une autre localité, ont été soignés de diverses manières ; mais, malgré les médicaments les plus variés et les plus appropriés à la circonstance, il nous a été impossible de tuer un seul strongle. Fumigations, breuvages journaliers d'essence et d'huile empyreumatique, avoine, foin. etc., tout fut inutile, les moutons mouraient toujours. Ceux qui restèrent ne purent être livrés à la consommation, leur viande était décolorée et couverte d'eau, la graisse n'existait plus.

La cachexie aqueuse du mouton, appelée encore pourriture, est une maladie qui s'observe presque en tout temps sur les moutons, principalement dans les saisons humides. Elle est caractérisée, pour les uns, par la présence de douves dans les canaux biliaires, douves venues du dehors et qui se trouvent à l'état d'embryons ciliés dans les eaux des marais. Pour certains auteurs la cachexie du mouton n'est pas due à des parasites ; elle est un état général, caractérisé par une altération des liquides et des infiltrations dans les séreuses et le tissu conjonctif. Les divergences d'opinions viennent de ce que les observateurs ont presque toujours trouvé concomitantes, avec l'état cachectique, des douves dans le foie. Cette affection entraîne souvent avec elle de graves désordres dans l'organisme entier de l'animal. La viande est molle, infiltrée d'eau, se décompose rapidement ; elle est en outre peu nutritive ; en effet, bouillie, elle se dissout dans le vase qui la contient ; rôtie, elle noircit à la surface et ne cuit pas.

L'hydrohémie produit à peu près les mêmes altérations sur les viandes.

Le tournis du mouton, bien qu'il puisse occasionner la maigreur de l'animal, ne fait jamais qu'une viande soit insalubre. La cervelle seule doit être rejetée de la consommation pour que les chiens ne puissent la manger. On sait en effet aujourd'hui d'une façon positive que le cœnure cérébral est le scolex du tænia cœnurus du chien.

La gale et les affections cryptogamiques de la peau n'entraînent pas en général la mauvaise qualité de la viande.

La viande des animaux atteints de maladies, telles que la rage, la peste bovine, la péripneumonie, a été de tout temps livrée à la consommation par les optimistes en matière d'inspection de viande, le feu et la digestion ayant la propriété de purifier cet aliment. M. Decroix (1) a pu manger impunément des viandes crues provenant d'animaux enragés et aussi de

---

(1) Decroix, *L'hippophagie et les viandes insalubres.*

celle des bœufs morts du typhus ou de la péripneumonie contagieuse. Il s'est même nourri pendant plusieurs jours avec des poules mortes du choléra.

Cependant nous n'hésitons pas à dire, quoique le principe énoncé précédemment soit. en partie, vrai, qu'il est répugnant de manger de la viande d'un animal atteint de la rage. Nous dirons même qu'il est dangereux d'en faire usage depuis les belles expériences de M. Galtier, professeur à l'Ecole de Lyon. De plus, il existe des cas où la péripneumonie arrivée à la période aiguë laisse des désordres si grands que la chair du bœuf ne peut servir à l'alimentation de l'homme.

La clavelée, reconnaissable sur l'animal dépouillé aux taches violettes disséminées principalement dans les endroits où la peau est dépourvue de laine, n'a jamais occasionné l'insalubrité de la viande de mouton.

L'éruption confluente jointe à un mouvement fébrile accentué peut seule entraîner la saisie des animaux.

Cependant tout le monde est d'avis que l'autorité doit intervenir pour en réglementer ou en défendre la vente car le commerce de la boucherie est un moyen de propagation de la maladie.

Il en est de même pour la fièvre aphtheuse ou cocotte qui ne nuit nullement à la qualité de la viande.

La viande des animaux morveux ou farcineux sera toujours refusée, car la morve est une maladie de toute la substance qui se manifeste par des lésions dans les cavités nasales, le poumon, la peau, les organes génitaux, la rate, le foie, tout le système lymphatique, les articulations et les muscles. Bien qu'actuellement la discussion soit encore pendante sur l'origine prétendue des tubercules miliaires du poumon, nous approuvons la saisie des animaux qui ne présentent que ce seul symptôme.

Celle provenant de bêtes charbonneuses doit également être soustraite à la consommation. S'il est toujours vrai de dire qu'on peut manger de cette viande cuite impunément, il n'est pas possible d'ajouter que son maniement soit sans danger, puisqu'il suffit d'une légère inoculation pour faire développer la pustule maligne. La maladie est facile à reconnaître à l'autopsie des animaux : les ganglions mésentériques infiltrés, la rate bossuée, le sang incoagulé, diffluent, sont des témoins de l'affection. Sur une viande isolée il y a plus de difficultés. Sa couleur est d'un rouge terne, changeant vivement au contact de l'air ; de plus, l'injection des faisceaux musculaires et la coloration en rouge de la surface interne des vaisseaux sanguins trahissent sa provenance. La viande, en outre, est molle et s'écrase facilement. Malgré tous ces renseignements il peut y avoir encore erreur ; aussi, l'examen microscopique du sang est-il le seul moyen de ne pas se tromper en pareille matière.

La phthisie tuberculeuse n'occasionne la saisie de la viande que lorsque la maladie est arrivée à un tel point que tous les organes internes sont envahis par la matière tuberculeuse ; voici l'idée générale qui existe actuellement. Mais, si nous tenons compte des expériences de M. Chauveau, et plus récemment encore des faits avancés par M. Toussaint, nous sommes forcé d'admettre que la tuberculose est transmissible même par les voies digestives et qu'on ne saurait trop éloigner de la consommation des bêtes atteintes de phthisie. MM. Reynal et Colin sont opposés à cette doctrine ; les expériences qu'ils ont faites leur ayant montré que les inoculations ne donnaient point de tubercules vrais et que l'ingestion de la matière tuberculeuse à des bœufs et à des oiseaux de basse-cour était restée sans effet.

Les viandes des sujets étiques et cachectiques sont souvent exclues de la consommation. Elles appartiennent à ces animaux qui sont classés comme n'ayant pas *la moelle*. Il est difficile, en effet, de trouver sur eux une graisse ferme, elle est, au contraire, humide au toucher dans le bassin comme dans les interstices épineuses des vertèbres. La viande est molle et poisseuse sur la coupe, elle ne renferme plus aucun principe nutritif.

La gangrène, l'infection purulente et l'infection putride, sont des maladies qui rendent toujours la viande insalubre. Ces chairs, qui se présentent avec des teintes ternes, sont humides et sanieuses, et répandent, de plus, une odeur acide ou ammoniacale.

L'apoplexie du porc, ou mal rouge, ne contribue à rendre la viande mauvaise qu'à un degré avancé de la maladie, lorsque le sang noir s'est extravasé dans tous les tissus et même dans le lard, en un mot lorsque la rougeur de la peau est très foncée. La décomposition de la viande est alors rapide, elle devient verte dans l'espace de quelques heures.

L'anasarque rend toujours la viande insalubre, à cause des infiltrations nombreuses du tissu cellulaire.

L'urémie, qu'elle soit occasionnée par des obstacles mécaniques ou par des inflammations des reins, donne à la viande un goût désagréable d'urine. Un principe toxique, l'urée, se répand en outre dans les tissus et devient cause d'un empoisonnement général. Il en est de même pour l'ictère, qui tout en colorant les tissus en jaune, donne à la viande un goût amer prononcé.

Les animaux trop jeunes sont toujours retirés de la consommation (veaux et chevreaux). Les viandes qu'ils forment n'ont aucune propriété nutritive ; elles débilitent et occasionnent souvent aux personnes qui en font usage des diarrhées intenses. Ces viandes se présentent sans aucune fermeté ; elles sont, de plus, mollasses, gélatineuses et pâles (voir le chapitre : *Veaux et chevreaux jeunes dans l'alimentation*).

L'appréciation des modifications imposées aux viandes par les médicaments ou les poisons, dit M. Baillet, est fort difficile : il n'y a que l'éther, l'ammoniaque, le camphre, l'absinthe, l'essence de térébenthine qui donnent à la viande une odeur assez pénétrante pour qu'on ne puisse se tromper à un simple examen. Les autres poisons ne peuvent être révélés au praticien que par l'analyse chimique. Le foie du cheval peut, à certains moments, contenir une certaine quantité d'arsenic non éliminé, mais seulement lorsque ce viscère provient d'un cheval traité par ce moyen. On a signalé encore l'empoisonnement des moutons par les lotions de tabac et aussi par le bain arsenical de Tessier.

La métrite, la péritonite, la fièvre vitulaire, la putréfaction du fœtus, la non-délivrance, les affections aiguës du poumon, et, en général, toutes les maladies où il y a fièvre, influent d'une manière particulière sur la viande et lui donnent le nom de fiévreuse. « Dans toutes les inflammations à caractère hypersthénique (1), la première modification imposée aux tissus organiques est celle occasionnée par la fièvre inflammatoire ou fièvre de réaction, laquelle a pour effet de déterminer d'abord un refoulement du sang dans les parenchymes et le système veineux ; de là, une coloration foncée, plus ou moins accusée du tissu musculaire et la présence du sang dans les divisions vasculaires. Cette pénétration par le sang a donc pour effet, tout en modifiant sa couleur (viande fiévreuse), de lui conserver les propriétés inhérentes aux viandes

---

(1) Baillet, *Traité de l'inspection des viandes de boucherie.*

saigneuses ou viandes molles, à odeur primitivement acide, aigre, faciles à déchirer et conséquemment faciles à se décomposer. »

Une maladie ne peut pas avoir duré longtemps ou avoir revêtu les caractères d'une grande gravité sans qu'un œil exercé ne puisse s'en apercevoir ; il s'ensuit que l'inspecteur sait reconnaître en général, à l'aspect de la viande, son origine et sa nature particulière, qu'elle soit fournie par des espèces différentes ou non. Le cheval, qui présente dans l'état normal une chair de couleur foncée n'offre plus dans le cas de maladie avec fièvre intense qu'une viande de couleur rouge clair.

Les tissus sont en outre pénétrés de sérosité et s'écrasent facilement à une simple pression du doigt ; aussi les bouchers de l'hippophagie ont-ils pu dire et affirmer que cette viande débitée avait paru très tendre et même savoureuse à ceux qui l'avaient mangée. Ils ont été jusqu'à avancer que ces viandes fiévreuses ne pouvaient nuire, se basant dans leur affirmation à montrer que les lièvres, les chevreuils forcés et tout le gibier faisandé, bien que présentant des caractères généraux semblables, étaient consommés sans danger par une nombreuse population. Bien plus, les tissus voisins des fractures comminutives ont été, de la part de certains amateurs, l'objet d'une comparaison avec la chair des gibiers meurtrie par les plombs de chasse. Laissons de côté ces goûts particuliers qui nous font de plus penser à la véracité du proverbe : *De coloribus et de gustibus non disputandum.*

Les viandes d'animaux paralysés ne sont pas toujours livrables à la consommation par suite du retard qu'on a apporté dans leur conduite à l'abattoir, la fièvre a souvent occasionné des désordres généraux si graves qu'il est impossible de se méprendre sur la nature des lésions. Ou bien encore ce sont des médicaments variés qu'on leur a fait prendre pendant la

durée de la maladie et dont la reconnaissance n'est pas toujours facile. On voit aussi chez ces animaux, par suite du dé-
cubitus forcé, des infiltrations sous-cutanées, des épanchements sanguins et des gangrènes locales aux parties saillantes du corps.

Le tétanos, névrose encore peu connue, ne communique
presque jamais de fièvre aux chevaux qui en sont atteints.
On sait, en effet, que les animaux essayent de manger jusqu'à
la dernière heure. Il n'y a donc à redouter ici que l'administration de certains médicaments énergiques, tels que la
strychnine, le chloral, la belladone, l'hyosciamine et la mor-
phine dont les essais répétés n'ont pas donné satisfaction aux
expérimentateurs. Il est bon d'ajouter cependant que les alcaloïdes employés aujourd'hui dans certaines maladies, par
beaucoup de praticiens, sont éliminés rapidement par les
voies urinaires.

Les indigestions n'entraînent pas ordinairement l'insalubrité
de la viande, si l'abatage du sujet a lieu assez à temps. Quelquefois cependant le météorisme est si considérable que, par suite
du défaut d'hématose et de la gêne apportée dans la circu-
lation de retour, la viande conserve une teinte foncée qui
lui donne un aspect désagréable. Dans tous les cas il faut
s'assurer si l'animal n'a pas été médicamenté par des substances dont l'odeur pénètre les chairs.

La septicémie offre beaucoup d'analogie avec les maladies
charbonneuses; c'est, pour beaucoup, la conséquence d'une
décomposition putride de quelque organe, une résorption
des principes virulents, une intoxication. Aussi cette affection
qui est locale au début n'offre tout d'abord que des lésions
autour du point nécrosé: l'empoisonnement septique n'arrive
que plus tard. Cet état morbide qu'on observe quelquefois
chez les femelles après le part, occasionne toujours dans les

masses musculaires des cuisses, des suffusions sanguines avec infiltrations séreuses ou séro-purulentes. La viande est molle, de couleur terne, s'écrase facilement et répand une odeur ammoniacale. Le sang est noir, liquide, poisseux ; on y trouve au microscope un vibrion spécial.

L'asphyxie donne aux téguments une couleur livide. Le foie, la rate, les reins, les poumons sont pleins d'un sang noir et fluide. C'est principalement dans le système veineux qu'il se trouve accumulé. Les cavités gauches du cœur ainsi que les artères sont vides ou n'en contiennent qu'une petite quantité. On trouve toujours sur les muqueuses et les séreuses des taches ecchymotiques qui permettent de distinguer le cadavre d'un animal asphyxié de celui d'un animal atteint de charbon. La viande qui se présente avec des teintes foncées n'est pas nuisible à la santé ; elle peut être consommée si l'animal a été préparé pour la vente peu de temps après l'accident, mais elle ne peut subir un long voyage sans entrer de suite en fermentation. Les viandes des animaux frappés de la foudre peuvent également entrer dans l'alimentation pourvu qu'elles soient débitées et mangées le jour même.

La dégénérescence graisseuse observée dans les muscles des bœufs et des veaux pour des causes que nous n'avons pas à envisager ici, modifie notablement la viande de boucherie au point de lui donner quelque ressemblance avec les glandes en grappes. Cette transformation de tissu, caractérisée par l'apparition de gouttelettes graisseuses dans l'intérieur des cellules ne devient complète qu'après la disparition du noyau et de son nucléole. Les cellules envahies sont alors très grosses, cylindriques, avec un contenu granuleux produit sans doute sur place et qui donne à la chair un aspect tout particulier. Tantôt c'est le testicule qui devient le siège de cette transformation, tantôt c'est dans le cerveau, le cœur, les mamelles, le foie, etc., qu'on constate ce dépôt anormal de granulations graisseuses; d'autres fois encore ce sont les fibres musculaires qui ont disparu complètement devant cet amas de graisse. Dans tous les cas ces viandes, ainsi constituées, ont perdu la plupart de leurs qualités. Virchow a décrit une autre variété de dégénérescence qu'il nomme caséeuse à cause de la ressemblance qu'elle offre avec certains fromages. Cette nécrose, considérée par lui comme une métamorphose rétrograde, a toujours lieu dans les tissus riches en cellules (Zundel).

Les vieux verrats ont souvent sur les épaules, le dos et les fesses une induration marquée du lard qui porte, dans la pratique, le nom de *routé*.

Spéciale à l'espèce porcine, cette affection, bien que connue depuis longtemps des gens du métier n'a été étudiée en médecine vétérinaire que dans ces dernières années. M. Bénion omet cette maladie dans son *Traité des affections du porc*; toutefois, il cite d'après Roll, de Vienne, la dégénérescence graisseuse des porcelets qui consiste en une infiltration anormale de la graisse dans le tissu musculaire, et en une disparition presque complète du tissu adipeux.

M. Mégnin, dans sa *Dermatologie*, Baillet, dans son *Traité de l'inspection des viandes* passent cette affection sous silence. A peine citée par Zundel, dans son *Dictionnaire*, cette maladie fit l'objet d'une communication de M. Nocard, à la Société centrale dans sa séance du 15 février 1881.

M. Nocard qui a étudié cette dermatose au point de vue histologique a, le premier, proposé de lui donner le nom de *sclérodermie*. Enfin, M. Gabarret, vétérinaire à Lasserade, dans· un travail récemment publié dans l'*Echo* (numéro de juin 1881), l'a étudiée au triple point de vue des symptômes, de l'étiologie et du traitement.

Rare chez la femelle et chez le jeune porcelet, châtré dès l'enfance, on l'observe fréquemment, nous dirons presque exclusivement, sur les verrats, vieux, amaigris, épuisés par la monte ou les privations.

Bien que grave et entraînant fatalement la mort par une sorte de cachexie lente, la sclérodermie, tant qu'elle reste localisée en quelques points du corps, est généralement compatible avec un état de santé relativement bon; mais elle reste rarement locale. Bientôt elle se généralise, s'étend en profondeur pour envahir toute l'étendue du derme depuis les premières vertèbres cervicales jusqu'au sacrum. Parfois même elle rayonne le long de la poitrine et jusque sous le ventre (1).

Arrivé à ce point, le derme a perdu ses caractères habituels; onctueux et gras à l'état de santé, il donne au toucher la sensation d'un corps dur, résistant à l'instrument tranchant.

Cette transformation du derme est tellement accusée sur certains animaux, qu'on ne peut livrer à la consommation le lard de ces régions : il est plus dur que la corne et résiste à la cuisson.

Nous parlerons peu du sarcome mélanique; on admet, en général, que cette tumeur noire n'occasionne aucune inflammation périphérique et qu'elle n'entraîne la saisie de la viande de cheval que par sa généralisation.

Nous avons rencontré plusieurs fois sur des veaux saisis à la criée des Halles des taches noires disséminées dans toute la viande. Ces taches pigmentaires qui coloraient les doigts en noir de fumée n'étaient pas, comme chez le cheval, cons-

---

(1) Lécuyer, *Journal de médecine vétérinaire et de zootechnie*, juin 1882.

tituées par des tumeurs mélaniques, mais bien par une simple teinture des fibres musculaires sans altération d'aucune sorte.

Les poumons et le foie de ces animaux étaient criblés, dans toute leur épaisseur, de mouchetures noires assez peu circonscrites, variant de la grosseur d'une lentille à celle d'une pièce de cinquante centimes.

CHAPITRE II

VIANDES CONSERVÉES. — PROCÉDÉS DE CONSERVATION

La saison, l'état de l'atmosphère influent beaucoup sur la conservation de la viande. En été il se produit, par les temps chauds, sur une coupe en contact avec l'air, une couche onctueuse qui exhale une odeur assez désagréable et connue des bouchers, sous le nom de *relan*. Si on enlève, avec le couteau cette partie faiblement altérée, la viande est saine et bonne à manger.

La viande du jour résiste plus à la dent que celle de vingt-quatre ou de trente-six heures. Wiel et Gnehm appellent *mortification* le phénomène qui modifie ainsi la viande ; ils l'attribuent à la formation d'acide lactique qui dissout la chaux des fibres musculaires. C'est en réalité le début de la putréfaction (Arnould).

En hiver, pendant les froids rigoureux, la viande se congèle quelquefois et acquiert une grande raideur ; quand on la coupe on voit suinter, au bout de chaque fibre divisée, des gouttelettes d'un liquide coloré, elle est réfractaire à la cuisson et ne cesse de rendre de l'eau (Soumille).

Pendant les pluies et les brouillards, les viandes, altérées par les influences atmosphériques restent molles, elles sèchent difficilement, elles ont une couleur blafarde et sont dépourvues de saveur. Le temps orageux, les vents du midi exercent une influence aussi pernicieuse qui se fait surtout sentir sur les chairs des agneaux.

Le froid sec est le temps qui convient le mieux pour la conservation de la viande.

La chair du bœuf et du mouton se conserve mieux que celle du veau qui entre facilement en fermentation dans les temps chauds et humides.

Il est incontestable que la fatigue exerce une influence sur la conservation de la viande et que les animaux surmenés donneront une chair trouble non reposée. On sait que l'animal chassé à courre longtemps, comme le lièvre forcé, a la chair molle, noire et a une odeur d'urine assez accentuée. « Or, non seulement la fibre musculaire qui travaille devient riche en créatine, créatinine, etc., substances facilement décomposables, mais surtout, tout travail dans l'économie : travail musculaire, travail cérébral, travail respiratoire, produit de l'urée et de l'acide urique que les urines ne peuvent éliminer pendant la course, que la sueur n'élimine qu'à la suite d'une transformation lente en acides sudorique, caprylique et le reste. Or, l'excès énorme de travail cérébral que l'on impose au lièvre le rend tout simplement urémique, et il succombe surtout à l'intoxication urique. De là cette saveur urineuse, sa décomposition rapide, car le lièvre forcé se conserve à peine trois jours, et encore est-il complètement faisandé, même en hiver. De là peut-être aussi sa mort subite, foudroyante, sa rigidité cadavérique rapide, etc. (1). »

Les bœufs américains que nous avons reçus en 1878 au marché de la Villette ont montré que le repos à l'étable était nécessaire avant l'abatage, puisque ceux qui ont été sacrifiés sans ce soin ont fourni une viande qui a verdi le lendemain de son exposition à l'étal. Ces animaux, expédiés en

----

(1) Léon Fournot, *Recueil de médecine vétérinaire*, 1878.

onze jours des Etats-Unis, tous en parfait état de graisse, étaient dans une fatigue extrême. Il n'y avait eu, en effet, aucune interruption depuis leur départ jusqu'à leur arrivée sur les préaux de vente.

Une pratique qui nuit aussi à la conservation de la viande c'est, sans contredit, l'insufflation faite avec la bouche, de certaines parties du bœuf sacrifié et qu'on interdit rigoureusement aux abattoirs de Paris.

Procédés de conservation. — Quant aux procédés nouveaux de conservation de la viande fraîche, ils sont trop connus pour que nous nous y arrêtions longtemps. Contentons-nous de signaler le système proposé par M. Tellier, en 1874, et auquel le conseil d'hygiène, consulté, donna la supériorité.

« M. Poggiale, qui a étudié pour l'administration de la guerre, divers procédés de conservation des viandes, telles que les salaisons, la dessiccation, l'emploi de l'acide sulfureux, de l'acide phénique ou de la créosote, l'enrobage à l'aide de la gélatine, du sucre ou de la glycérine, le vide, les atmosphères artificielles, l'acide chlorhydrique, le bisulfite de soude, l'extrait de viande, enfin l'oxyde de carbone qui donne de la rutilance à la viande en se combinant avec l'hémoglobine (1).

« Aucun de ces moyens, excepté peut-être la méthode Appert, n'a résolu le problème (2).

---

(1) Le sel conservateur employé l'été par quelques bouchers afin d'arrêter la fermentation est un biborate de soude.

(2) Dans le procédé Appert, les viandes sont mises dans un bain-marie à 100 degrés, les boîtes sont closes ensuite.

Feser se sert d'un bain-marie à 110 degrés afin de détruire plus sûrement tous les germes.

En Australie on obtient une température d'ébullition de 125 degrés par suite de l'addition du chlorure de calcium.

« La salaison employée de temps immémorial fournit sans doute à l'alimentation de l'homme des quantités considérables de produits, mais elle modifie les viandes dans leur composition chimique, elle les rend plus dures, d'une digestion souvent difficile et impropres à la nourriture normale.

« La dessiccation, pratiquée sur une grande échelle dans les contrées méridionales, et notamment dans l'Amérique du Sud, donne également une substance alimentaire utile ; toutefois la viande desséchée est peu agréable, coriace, et si elle rend des services aux voyageurs dans l'intérieur du continent américain, elle ne serait pas acceptée en France.

« L'extrait de viande, précieux pour la préparation des potages dans les armées et surtout pour les malades n'est pas destiné à remplacer la viande (1).

« Enfin la viande conservée par le procédé Appert présente l'inconvénient de fatiguer les personnes obligées d'en faire un long usage (2). »

Pour conserver une viande il ne suffit pas d'arrêter la fermentation de la matière ; mais bien de produire un aliment qui puisse être mangé plus tard à l'égal des viandes ordinaires de boucherie, sous le rapport de la couleur, de la saveur et du jus. Enfin, autant que possible, il faut conserver

---

Aberdeen met ses boîtes fermées dans le bain et ne les ouvre qu'après un certain temps d'ébullition pour les fermer aussitôt.

Le couvercle s'abaisse si la conserve est bonne, il se bombe au contraire, s'il y a fermentation.

(1) L'extrait de viande ne contient ni graisse, ni albumine, il ne renferme que des sels et des matières extractives. Il est donc peu nourrissant, nous dirons même qu'il peut être nuisible à cause des sels de potasse dont l'action déprimante sur le cœur est fort connue.

On peut se servir du Liebig comme condiment, mais non comme aliment; surtout pour les personnes convalescentes de fièvres graves (Burggraëve).

(2) *Rapports du conseil d'hygiène et de salubrité*, 1872-77.

à la viande son état solide et sa forme habituelle. C'est pourquoi beaucoup de procédés signalés plus haut par M. Poggiale ont été abandonnés.

Il résulte de ces considérations qu'un moyen de conserver de la viande fraîche, sans addition de substances étrangères, constituerait un véritable bienfait public.

M. Tellier est arrivé à ce résultat en maintenant à 0° ou à — 1° la température du magasin dans lequel il déposait la viande.

Le froid est produit au moyen de la vaporisation de l'éther méthylique. Le liquide, qui est l'agent de transmission du froid est une solution de chlorure de calcium à laquelle l'éther enlève sa chaleur. Ce liquide refroidi s'en va dans des réservoirs à plusieurs compartiments sur les surfaces desquels un ventilateur fait passer un courant d'air qui ne se refroidit qu'à zéro. Cet air, qui perd son eau et le dépose à l'état de givre est celui qui circule au milieu des viandes à conserver.

Ces viandes ont une belle apparence et une odeur normale. Il se produit cependant sur la coupe, après un certain temps d'exposition dans ces chambres froides, une teinte plus sombre qu'il est bon d'indiquer.

On a dit que son séjour à l'air ne nuisait nullement à la conservation des parties superficielles. En hiver le fait est exact, mais en été, comme nous avons pu nous en rendre compte bien souvent, il se présente un inconvénient sérieux. Les parties en contact avec l'air se décomposent rapidement et la perte subie par la préparation à la vente enlève souvent les bénéfices qu'on aurait pu réaliser.

La maison Julien et C⁰, de Marseille, nous a apporté il y a quelques années par le navire le *Paraguay*, 60,000 kilogrammes environ de viande de mouton et de bœuf, conservée par un procédé qui abaisse la température à —30°. Ces moutons, sacrifiés dans la première quinzaine de novembre 1877, et embarqués le 16 du même mois à Montevideo, ne sont arrivés au Havre que le 8 mai 1878, près de sept mois après leur sacrifice.

Sous l'influence de cette basse température la chair est congelée entièrement et ressemble à un morceau de marbre. L'aspect extérieur, moins séduisant que celui de la viande fraîche, n'est pas repoussant ; les quelques parcelles de foie restées dans l'abdomen ont conservé leur couleur normale, les rognons de chair également dégelés reprennent au contact des doigts une teinte rosée.

Toute la surface des tissus est recouverte d'une couche de givre qui donne à la main une sensation de froid excessif. La viande n'exhale aucune mauvaise odeur ; exposée à la température ambiante, elle se dégèle progressivement de la circonférence au centre ; elle se ramollit et au bout de 24 à 36 heures, suivant la saison, elle est complètement dégelée.

Ces viandes ainsi conservées ne sont bonnes que rôties ; bouillies elles ne valent plus rien. C'est, du reste, l'opinion des consommateurs.

Depuis lors, beaucoup d'expéditeurs ont tenté de nouveaux envois de viande faiblement refroidie ; quelques-uns livraient la marchandise à + 2°, d'autres à 0°, mais tous ont reconnu l'inconvénient de l'abaissement brusque de température, car cet aliment demande à être vendu de suite, aussitôt sa sortie des chambres réfrigérantes, ce qui n'est souvent pas possible. Si on attend en effet, quelques jours, sa surface s'altère, se couvre de moisissures, et répand une mauvaise odeur.

Le résultat de l'arrivage de ces viandes fraîches d'Amérique serait facile à donner si les envois étaient réguliers et les procédés mieux étudiés. Au point de vue économique il réaliserait une partie de ce grand problème, la vie à bon marché. Car en effet, l'augmentation du prix de la viande de bœuf croît de jour en jour par suite de son extension dans les plus pauvres campagnes. L'augmentation de la richesse publique, dit M. Magne, l'accroissement du bien-être et l'élévation des salaires ont exercé aussi une influence dont il faut tenir compte. La population est plus riche et consomme davantage de viande surtout, qui encore malheureusement est un objet de luxe pour beaucoup de Français. Bien plus, il est un fait constant, c'est que nous ne pouvons plus en tant que viandes de boucherie, fournir à nos besoins et que nous sommes obligés de demander à l'étranger les ressources qui nous font défaut. Il est vrai que nous avons encore le bœuf salé d'Amérique; mais cette viande, bien que plus riche en azote et acide phosphorique que celle de boucherie, a 75 °/₀ d'eau, et, bien qu'offrant une quantité presque double de ces principes pour le même prix, constitue néanmoins un aliment beaucoup moins succulent, agréable et savoureux, et, par ces motifs, il ne peut fournir une aussi bonne alimentation que la viande fraîche (1).

Le lard salé d'Amérique est aussi bien inférieur sous tous les rapports au lard du pays et son usage entraîne une perte notable pour le consommateur. Liebig dit, en effet, que la saumure renferme les principes constituants du bouillon concentré. On voit donc qu'en salant la viande au point de provoquer la formation d'une saumure, on lui enlève en partie les principes nécessaires à sa constitution et l'on dimi-

---

(1) L'acide salicylique employé pour la conservation des substances alimentaires, présente un danger pour la santé publique. Son addition à la viande a été défendue par ordonnance de police du 23 février 1881.

nu e proportionnellement son pouvoir nutritif. Malgré cela le chlorure de sodium est jusqu'ici l'agent le plus propre à opérer la dessiccation nécessaire à la conservation des substances animales.

CHAPITRE III

VIANDE DE CHEVAL

La viande de cheval prend depuis plusieurs années une extension telle qu'on compte plus de quatre-vingts étaux dans Paris qui débitent cette viande en morceaux ou sous forme de saucissons. Il est incontestable que propager l'hippophagie dans les grands centres c'est apporter le bien-être à certaines classes ouvrières, mais aussi c'est permettre d'envoyer à la boucherie certains chevaux mauvais que l'inspection sanitaire doit toujours refuser.

Tout le monde sur ce point ne pense pas comme nous; et tel, qui veut aujourd'hui manger des animaux morts, nous reporte assurément bien loin en arrière, aux époques de grande famine ou aux horreurs d'un long siège. Il est vrai qu'on peut ajouter que la cuisson et la digestion suffisent pour décomposer les principes nuisibles et en détruire tous les effets. C'est ainsi que Tardieu rapporte, dans son dictionnaire d'hygiène publique et de salubrité, l'abatage de trois cents chevaux de l'armée que les pauvres de Saint-Germain firent servir à leur nourriture, pendant plusieurs jours, sans qu'ils en éprouvassent aucune indisposition. La même chose arriva quelques années après dans le bois de Vincennes, où les professeurs de l'Ecole d'Alfort firent conduire et abattre un grand nombre de chevaux attaqués de la morve ou du farcin. Les habitants des villages voisins les mangèrent tous à mesure qu'ils y étaient conduits : aucune maladie ne s'est déclarée parmi eux.

M. Decroix, dans une brochure sur l'hippophagie et les viandes insalubres, rapporte des expériences qu'il a faites sur lui-même. Il a d'abord mangé, sous forme de pilules, des viandes provenant d'animaux morveux. Il s'est nourri ensuite, pendant une quinzaine de jours, de viandes d'animaux morts du typhus. Aussi affirme-t-il de la façon la plus positive qu'on peut faire usage, sans danger, de chair cuite d'un cheval mort de n'importe quelle maladie.

Nous ne sommes point d'accord à ce sujet, car nous ne pouvons admettre que quelques faits isolés puissent prouver sûrement qu'une alimentation prolongée avec de la viande morte ou malade, soit très nourrissante. Nous nous inclinons cependant devant des circonstances majeures qui en commandent l'usage ; on ne peut se laisser mourir de faim. Mais en dehors de ces faits qui, nous le croyons, sont assez rares dans les annales de l'histoire, nous ne pouvons accepter la proposition affirmative de M. Decroix.

Plus loin, le même auteur trace les bienfaits de l'hippophagie ; il y a d'abord, dit-il, avantage pour le travailleur puisque la viande de cheval est d'un prix moins élevé, tout en étant aussi nourrissante que celle du bœuf ; il y a également économie pour le propriétaire qui ne livre plus à l'équarrissage les chevaux usés ; l'hippophagie améliore en outre le sort des vieux chevaux en ce sens que le boucher leur donne une poignée de foin que l'équarrisseur leur aurait refusée avant de mourir.

L'usage de la viande de cheval doit amener, dans un avenir plus ou moins rapproché, l'amélioration de l'espèce chevaline en général, les propriétaires étant intéressés à se défaire des chevaux qui ne peuvent plus travailler ; c'est ce que M. Decroix formule en disant que si le nombre des mauvais chevaux diminue, la population chevaline s'en trouve améliorée. Un autre avantage signalé par l'auteur c'est la livraison à la boucherie des poulains de lait que l'éleveur a reconnus comme trop médiocres pour être complètement élevés (*sic*). Tels sont les bienfaits que les abattoirs hippophagiques auraient dû apporter dans l'espèce chevaline.

Nous ne discuterons pas ces idées qui sont celles d'un homme convaincu et qui, pour nous, ressemblent beaucoup à des utopies ; nous dirons tout simplement que les boucheries hippophagiques ont eu pour but de jeter, par an, dans la consommation parisienne, près de deux millions de kilogrammes de viande de cheval. Cette quantité, qui semble considérable, se réduit à celle des chevaux tués ou estropiés par accidents ou qui étaient trop usés pour faire un service quelconque. On n'arrivera jamais à produire économiquement des chevaux de boucherie, la consommation de cette viande sera donc forcément limitée. Mais, si nous ne croyons pas entièrement aux avantages que signale M. Decroix, nous admettons avec lui que la chair du cheval n'est pas malsaine et qu'elle renferme les mêmes principes que celle du bœuf.

On saisit tous les jours aux abattoirs hippophagiques, en vertu de l'ordonnance de 1866 (1) : 1° des chevaux malades, fiévreux, c'est-à-dire ceux dont la viande présente une décomposition visible à l'œil ; 2° ceux médicamentés avec des substances sensibles pour le praticien ; 3° ceux atteints de diathèse morvo-farcineuse ; 4° ceux affectés de tumeurs mé-

---

(1) Ordonnance de police de juin 1866, concernant la vente de la viande de cheval.

« Art. VIII. Sont considérés comme impropres à la consommation : les chevaux morts naturellement ; ceux qui sont atteints d'une maladie quelconque, de plaies purulentes ou d'abcès, même au sabot.

« Sont également exclus, les chevaux dans un état d'extrême amaigrissement. »

laniques généralisées ; 5° ceux atteints de gangrène humide ; 6° ceux atteints d'infection purulente et putride avec métastase sur le poumon ; 7° ceux enfin, et c'est le grand nombre, d'une maigreur extrême, classés *vulgo* comme n'ayant pas *la moelle* et qui servaient autrefois à la fabrication du saucisson. Ces animaux, à peu près sans nourriture par suite des transactions commerciales dans lesquelles ils sont entrés depuis leur mise en vente, ont vécu de leur substance ; tout a disparu. La graisse même est remplacée par une gelée jaunâtre, transparente, qu'on pourrait appeler par anticipation du gras de cadavre tant la ressemblance est frappante.

On tue en moyenne à Paris, par mois, soixante-dix ânes et huit cents chevaux, parmi lesquels les deux tiers, de mauvaise qualité, prennent le nom générique de *saucissons* pour indiquer leur destination ultime.

Le mulet, de même que le cheval, donne une viande saine dans l'alimentation.

L'âne jouit des mêmes propriétés en tant que producteur de viande ; il est très recherché par la boucherie hippophagique. On sait en effet que les Romains de la décadence ouvraient, quelques jours avant la mise bas, le ventre des ânesses pleines afin de servir à table les fœtus, qui étaient alors considérés comme un mets délicieux.

CHAPITRE IV

VIANDES FORAINES (1)

§ 1. *Signes objectifs et altérations profondes de nature inflammatoire franche dans les viandes de boucherie.*

Les affections cachectiques, les affections chroniques ayant eu un certain retentissement sur l'organisme entraînent des désordres tels que l'inspecteur le moins expérimenté les saisit sans difficulté. Il n'en est pas de même des maladies de nature inflammatoire ; leur connaissance exige une puissance de coup d'œil qu'on ne saurait mieux faire comprendre qu'en la comparant au tact médical dans le diagnostic des maladies. Et, en effet, l'inspecteur se trouve en présence d'animaux dépouillés généralement, préparés par des mains habiles à faire disparaître, dans la mesure du possible, toute trace d'altération ; les organes splanchniques tels que poumon, foie, rate, intestins, etc., dont la présence serait si nécessaire pour apprécier la maladie et les phases plus ou

---

(1) *Ordonnance de police concernant l'inspection des viandes de boucherie et de charcuterie du* 13 *octobre* 1879 :

« Art. I. A partir de ce jour, aucune viande de boucherie ou de charcuterie, fraîche, salée ou fumée, ne pourra être introduite dans Paris sans avoir été au préalable, soumise à la visite des inspecteurs spécialement chargés de ce service.

« Toutefois il est fait exception pour toute introduction de viande ne pesant pas au total plus de 3 kilos en viande fraîche et 5 kilos en viande salée ou fumée·

« Art. VII. Les viandes mises en vente dans les abattoirs, marchés et étaux, seront également visitées par le service spécial d'inspection. »

moins avancées parcourues par l'état morbide, font complètement défaut.

Privé d'éléments aussi précieux on serait peut-être porté à croire que l'homme de l'art se trouve désarmé : il n'en est rien. La maladie laisse des traces sur le corps de l'animal, traces qui, pour être peu apparentes dans certains cas, au point de passer inaperçues à un examen superficiel, n'en existent pas moins et sont interprétées à leur juste valeur par les inspecteurs initiés à ce genre de service. Si bien préparé qu'ait été l'animal, quelque soin que l'on ait déployé pour présenter la marchandise sous l'aspect le plus favorable, il y a toujours certains indices qui frappent l'observateur; c'est de ces signes purement objectifs et des altérations dans la nature des viandes dont ils pronostiquent l'existence que nous aurons à nous occuper.

Ces désordres dans l'intérieur des tissus, très faciles à voir quand on les met en évidence, au point que personne ne se méprendrait sur leur signification, ont pour situation de prédilection, à la face interne des épaules, les psoas, les muscles composant le plat de la cuisse, ceux de la paroi abdominale. C'est dans ces points que devront porter les investigations de l'inspecteur.

A Paris, les viandes foraines ont une grande importance par les quantités considérables que la province expédie à destination de la capitale.

Par le fait même de leur transport, parfois sur un long trajet, les viandes perdent leur vernis, leur brillant. Toutes, aussi bien celles qui sont saines que celles provenant d'animaux malades, sont plus ou moins affaissées, ont un aspect terne, défraîchi.

S'il est facile dans les abattoirs de reconnaître à première vue l'état de santé des animaux exposés en vente, il n'en est pas de même dans les marchés de gros et de détail où les viandes sont présentées en morceaux ; l'inspecteur opère, en effet, au milieu de conditions défavorables et lutte sans cesse contre l'obscurité qu'apportent dans cette reconnaissance de la salubrité de la viande et la division de la bête en quartiers, et le transport qui, sans l'altérer, lui donne un aspect désagréable, et sa dispersion dans des endroits différents. Toutes causes d'erreur qui font qu'on est en droit de déclarer notre peu de tact au début.

On ne saurait, par conséquent, avoir jamais assez d'indices positifs, certains, pour discerner à un examen rapide les viandes malades ; ces indices, pour ainsi dire purement objectifs, sont fournis par l'examen des points suivants :

1° Teinte générale du sujet ou des quartiers si l'animal a été coupé ;

2° Aspect extérieur du muscle court adducteur de la jambe (plat de la cuisse, quasi) ;

3° Etat des séreuses splanchniques notamment du péritoine ;

4° Etat des suifs ;

5° Etat des vaisseaux apparents : saphènes, veines iliaques, sous-cutanées de l'avant-bras, thoraciques, internes, etc. ;

6° Fermeté du tissu musculaire.

L'examen de ces points est suffisant pour guider l'inspecteur dans ses recherches et lui permettre de s'acquitter, comme il convient, de sa tâche.

Nous avons, un peu plus haut, attiré l'attention sur les effets fâcheux que le transport fait éprouver aux viandes ; le moment est venu d'entrer à ce sujet dans quelques développements si l'on ne veut pas s'exposer à commettre des erreurs regrettables, si, enfin, l'on veut établir en connaissance de cause ce qui est le fait de la maladie et ce qui résulte de l'*amenage*. Du reste, une très bonne méthode consiste à passer en revue un grand nombre de caractères et non à se contenter de l'examen d'un seul, qui, parfois, pourrait avoir une origine à laquelle la maladie serait complètement étrangère. Ainsi, sous l'influence de certaines conditions de transport, quand l'animal n'a pas été mis avec soin dans les paniers, et surtout quand cette opération défectueuse s'est faite aussitôt que l'animal a été dépouillé, alors qu'il était encore chaud, il peut arriver que les courts adducteurs de la jambe frottent l'un contre l'autre. Par le frottement la surface de ces muscles devient terne, grisâtre, et cet aspect particulier pourrait faire croire que l'on a affaire à un animal malade ou bien même saigné après la mort.

En poussant plus loin les investigations, ce que l'on doit toujours faire, on remarque que la teinte générale du sujet, que l'état des séreuses splanchniques, des suifs et des veines superficielles n'offre rien de particulier. Si, malgré les signes négatifs fournis par ces parties, on avait encore quelques doutes, à l'aide d'un bistouri convexe et en dédolant, on enlève une légère couche à l'un des courts adducteurs, opérations qui, ne causant aucun préjudice à la marchandise, permet de voir que la lésion est toute superficielle, sans importance, attendu qu'à quelques millimètres de profondeur le tissu musculaire présente les caractères du tissu sain.

Sous les mêmes influences il peut arriver que ce soit le péritoine qui perde de sa transparence, de son poli ; sa surface humide, gluante et terne, est privée de ces fines vascularisations que l'on rencontre chez tous les animaux malades en même temps que l'état des autres parties n'offre rien de particulier.

Nous signalerons en passant une mauvaise habitude qu'ont certains expéditeurs de loger des abats dans les cavités splanchniques. Les parois en contact avec ces organes sont maculées de sang. On ne prendra évidemment pas ces plaques sanguines pour les signes d'un état pathologique qui n'existe pas. Dans l'été ces abats deviennent cause d'avarie et font verdir la viande (Bascou).

Ces causes d'erreur étant signalées nous allons entrer dans la partie réellement intéressante du sujet, que nous diviserons, pour sa description, en deux points :

1° *Animaux sacrifiés dans le cours d'une maladie aiguë* ; — *viandes fiévreuses ou malades ;*

2° *Animaux morts à la suite d'une affection aiguë*; — *viandes mortes.*

§ 2. *Animaux sacrifiés dans le cours d'une maladie aiguë;* — *viandes fiévreuses ou malades.*

Pour parler des viandes malades il nous faudrait passer en revue toutes les maladies, nous l'avons déjà fait. De plus, comme toutes les maladies aiguës ont un même point de départ, l'inflammation, nous nous abstiendrons de ressasser ce que les autres ont si bien dit. Sans entrer dans tous les détails que comporterait nécessairement l'étude de la question, nous rappellerons que la fièvre est le point culminant morbide et qu'elle entraîne dans la composition de la viande des désordres assez sérieux pour la faire exclure de l'alimentation. Comme dans un incendie, pendant la fièvre et même après son cours, il se forme en grande partie des produits excrémentitiels. Ces produits, ou si l'on veut ces cendres, sont l'acide carbonique, l'urée, l'acide urique, des sulfates et des phosphates, etc. Les tissus et les liquides sont donc consommés. Que deviennent alors l'osmazôme et les principes azotés que toute bonne viande contient? Il est donc utile d'avoir sur les viandes malades des données précises.

Sans revenir sur les faits que nous avons signalés nous disons que les viandes peuvent être rapportées à deux états principaux : l'un qui a trait aux maladies aiguës, et où la fièvre a marqué son passage par des signes définis. l'autre qui touche aux affections chroniques. Dans le premier cas, laissant de côté la fièvre qui ne fait jamais défaut, et dont l'action diffuse s'opère non seulement dans les tissus, mais encore dans le poumon, la maladie a pu se terminer par induration, ramollissement, gangrène, infection purulente avec métastase, toutes complications qui doivent altérer sensiblement la viande. C'est aussi pourquoi l'analyse de ces symptômes est fort difficile et qu'on ne saurait déterminer dans la pratique, à l'aspect d'un ou de plusieurs muscles, la maladie qui a donné naissance aux altérations qu'ils décèlent. Tout au plus si on peut se baser sur des caractères généraux qu'on est encore obligé de rechercher avec le plus grand soin, les viscères n'étant pas là.

Quoi qu'il en soit, dans toute affection viscérale on observe une coloration extérieure d'un rouge plus ou moins foncé. Si la bête, pendant la maladie, est restée couchée quelque temps, un des côtés du corps a plus mauvais aspect que l'autre. La nuance du muscle court adducteur de la jambe est d'un gris plombé ou d'un rouge terne, suivant que l'on aperçoit l'aponévrose du muscle ou le tissu musculaire lui-même, et suivant aussi le temps qui s'est écoulé depuis l'abatage. Le péritoine—on le constate ordinairement à un degré moindre dans les plèvres — présente sur un fond livide une forte injection des capillaires sanguins ; il est, en outre, épaissi et gluant. Les suifs, également injectés, sont parfois pénétrés par le sang ; ils ont perdu, ainsi que les muscles, de leur fermeté. Les vaisseaux apparents renferment plus ou moins de sang, ils peuvent ne pas en contenir du tout.

Si on vient à inciser les muscles qui fixent l'épaule au thorax, ceux composant le plat de la cuisse, on constate que leur coupe d'un brun terne, quand on vient de la pratiquer, devient de plus en plus vive au contact de l'air et passe, suivant les maladies, au rouge saumon, au rouge orange, au rouge acajou ; aussi a-t-on pu dire que les viandes fiévreuses étaient animées. Nous avons même observé, sur des bœufs saisis, des ecchymoses qui existaient en quantité considérable dans tous les muscles, concurremment avec les signes de la mort, sans pouvoir préciser la maladie qui en était la cause ; mais nous n'avons jamais vu, dans l'état des maladies inflammatoires, des viandes d'un rouge foncé, tandis qu'au contraire nous avons eu à signaler la décoloration du muscle, comme étant un signe pathognomonique de l'état morbide. Les viandes noires caractérisent la fatigue extrême.

Cependant il ne faut pas ignorer que la chair des jeunes taureaux offre tous les caractères de la décoloration et qu'on peut, avec un œil distrait, prendre pour fiévreux ces sujets dont l'âge n'a pas encore coloré la fibre musculaire. Mais un examen plus attentif enlève bien vite toute illusion, car, ne trouvant pas de traces des lésions ni d'inflammations, on doit forcément laisser consommer des viandes qui, bien que n'étant pas couvertes de graisse, n'en possèdent pas moins certaines qualités.

Dans toutes les viandes malades, l'incision de leurs fibres laisse toujours échapper une odeur aigre, laquelle est *sui generis* et caractérise l'état fébrile ; elle peut cependant varier, avec les maladies et les médicaments employés, si les animaux ont été drogués. Les muscles, nous l'avons vu précédemment, sont moins fermes qu'à l'état normal, et leur coupe est humectée d'un liquide ambré qui n'est autre chose que la filtration du sérum du sang à travers les parois capillaires. Il n'en est pas toujours ainsi puisque dans certaines affections la viande est gommeuse et colle aux doigts. Malgré cela, la mollesse et la flaccidité sont des signes qui ne peuvent tromper surtout s'ils sont observés, saisissant contraste, sur des animaux de première qualité.

Si on faisait le sacrifice des animaux de boucherie avant d'avoir essayé sur eux aucune espèce de traitement, ou même avant le développement de la fièvre. dans le cas de contusions violentes et de fractures des membres, la viande serait souvent salubre; mais il n'en est jamais ainsi. Il y a toujours une tentative de traitement, si problématique soit-elle; et pour peu qu'il s'écoule vingt-quatre heures entre l'accident et le sacrifice, la viande est fiévreuse. Il arrive aussi que ces accidents se produisent loin des habitations, loin des secours ou de l'aide d'un boucher. Ce retard, quelquefois considérable, amène encore la fièvre.

Quel que soit l'accident qui ait nécessité l'abatage des animaux : fracture des membre, chute dans les précipices, accidents de chemin de fer, parturition laborieuse, avorte-tement, etc., l'inspecteur doit examiner avec un soin tout particulier la viande, et s'il lui est donné, comme dans les abattoirs, d'avoir l'animal entier, l'examen des viscères lui donnera beaucoup de facilités pour asseoir sûrement son jugement.

Dans tous les cas, abstraction faite des lésions visibles, la viande qui a été sous le coup de la fièvre inflammatoire, pré-sente des caractères qui trompent rarement, caractères d'au-tant plus faciles à saisir qu'elle aura été plus longue et plus intense.

Quand la maladie est chronique et qu'elle porte principalement sur les vices de nutrition, néophasie, hydropisie,
etc., la chair pâlit et devient molle, la graisse disparaît, les
liquides abondent et mouillent totalement les muscles.

§ 3. *Animaux morts à la suite d'une affection aiguë.*
Viandes mortes.

Si la maladie qui a entraîné la mort a été de longue durée,
on trouve en général que les muscles sont flasques et décolorés. La graisse a disparu totalement. Des infiltrations se produisent dans toutes les masses musculaires et les aponévroses
laissent voir en même temps que leur couleur violacée, un
réseau capillaire rempli encore de sang. La mort qui se produit après les affections aiguës, où toujours il y a fièvre
intense, apporte d'autres modifications dans l'état des viandes.
Pendant la fièvre, en effet, les sécrétions sont suspendues,
et les matériaux retenus dans l'économie occasionnent différents états pathologiques connus sous le nom d'urémie, d'am-
moniémie. Les principes azotés sont maintenus dans le sang
ainsi que les chlorures et les phénomènes d'endosmose et
d'exosmose sont empêchés par suite de la paralysie des
vaso-moteurs. La chaleur due à une exagération de la combustion dont tout l'organisme fournit les matériaux, fait
naître, par suite d'une oxydation incessante, des produits
usés tels que l'urée, l'acide urique, l'acide hippurique, qui
résultent de la décomposition des albuminates. Il se produit
donc un véritable empoisonnement auquel le sujet ne tarde
pas à succomber.

Après la mort la rigidité qui s'empare du cadavre est d'autant plus prompte à se produire que la maladie a été lente et l'épuisement de l'animal plus prolongé. Elle s'établit avec lenteur chez les sujets morts de maladies aiguës. Dans tous les cas, cette rigidité est de courte durée et le cadavre devient flasque et mou. L'animal saigné en bonne santé conserve au contraire une viande dure et ferme au toucher. Ce temps passé, il se produit un phénomène particulier connu sous le nom d'hypérémie par hypostase et dont la manifestation est toute intérieure.

Avant la cessation des mouvements du cœur, le sang, chassé par la dernière contraction cardiaque, s'accumule dans les gros troncs veineux, s'y coagule et se sépare bientôt de ses principes constituants. Il se forme alors du côté où l'animal est resté couché des coagulums qui remplissent tout le réseau capillaire. Ces arborisations s'observent principalement sous les épaules et dans tous les endroits où le tissu cellulaire est lâche et abondant. Quand l'animal est resté longtemps sur le même côté la division du caillot est mieux marquée. S'il a été traîné, ballotté, avant de subir la préparation à la vente, le coagulum reste mou et il s'établit dans les parties déclives des infiltrations qui divisent les muscles et les baignent d'une sérosité citrine à odeur fade.

La décomposition ne tarde pas à venir, surtout si la température est élevée, ou bien si l'animal a succombé à une affection qui a déterminé les phénomènes morbides de la septicité. Le sang, dans ces conditions, en séjournant près des réservoirs intestinaux, s'altère vivement, devient fluide, et donne naissance aux lividités qui viennent recouvrir, non seulement la surface interne des vaisseaux sanguins, mais encore tous les tissus. de leurs tons verts et blafards. Toutes les aponévroses de contention des muscles présentent plus ou moins ce phénomène morbide, mais c'est principalement sur celle du grand dentelé de l'épaule qu'on voit, dans le cas de mort naturelle, les lividités cadavériques que nous venons d'indiquer.

Avec la décomposition putride du sang la sérosité se répand dans la chair et lui donne une teinte particulière, variable du reste, suivant les espèces, et dont les termes nous manquent pour la caractériser. Il faudrait, pour être d'accord avec notre pensée, employer des mots de couleurs peu connues ou bien des expressions banales que le commerce utilise dans la détermination des différentes nuances d'étoffes, et encore n'arriverions-nous pas à donner une solution juste; mieux vaut s'abstenir. Qu'il nous suffise de savoir que la viande d'un gris terreux à la section, passe, au contact de l'air, à un rouge brique accentué.

Dans la poitrine, les plèvres sont pâles ou foncées, suivant le genre de mort qu'on étudie. Dans le ventre, le péritoine en contact avec les viscères abdominaux, revêt une coloration violacée dont la signification ne peut induire en erreur, si toutefois elle vient se joindre aux altérations que nous venons d'énumérer. C'est même un signe des plus caractéristiques qui doit toujours guider l'inspecteur de boucherie dans l'examen qu'il fait des viandes, à tel point qu'en dépliant d'un côté la bavette d'aloyau (petit oblique de l'abdomen), et soulevant de l'autre la portion charnue du diaphragme (hampe), on peut affirmer tout de suite, par les lividités répandues sur le péritoine, l'intensité de la maladie.

Au grasset, on trouve des arborisations remarquables produites par le réseau capillaire gorgé de sang, arborisations qui ont la plus grande ressemblance avec la toile de l'araignée ; elles sont très apparentes, surtout chez le porc.

La fibre musculaire se décolore, elle devient molle et s'écrase facilement entre les doigts ; quelquefois elle est comme macérée dans un liquide roussâtre. Enfin on peut dire que la cuisson de la viande est complète et qu'elle a perdu avec ses caractères physiques toutes propriétés nutritives.

Le suif, tant à son extérieur qu'à son intérieur, a une teinte vineuse très remarquable, ce dont il est facile de se convaincre en le désagrégeant entre les doigts. Ce caractère est très apparent chez le bœuf.

Quelquefois cependant, si le temps est propice et si l'animal a été sacrifié, ou mieux, habillé peu d'heures après la mort, il est assez difficile de trouver tous ces principaux symptômes. Malgré cela on rencontrera toujours sur la coupe des muscles un signe d'une fidélité incontestable, caractérisé dans la pratique sous le nom de *lisières*. Sur l'animal sain l'incision de la viande laisse de part et d'autre des morceaux dont l'uniformité de couleur est un fait reconnu ; quand les chairs proviennent d'une bête morte naturellement, au lieu d'avoir une coupe égale, on voit au contraire que le bord du muscle possède une teinte terreuse, de quelques centimètres de largeur, qui tranche singulièrement sur le fond de nuance plus rouge. Ce phénomène curieux qu'on observe surtout sur les pectoraux et sur le sous-lombo-tibial est un signe certain de la mort naturelle.

Chez le veau mort on observe également toutes ces lésions. Très souvent, si l'animal est de première qualité et travaillé avec habileté, on peut, à première vue, n'apercevoir aucunes lésions morbides ; néanmoins on doit toujours rencontrer sur le muscle petit oblique de l'abdomen, de même que sur la portion charnue du diaphragme, des tons sales et livides qui, servant aussitôt de signes objectifs, donnent la mesure des désordres intérieurs. En effet, si on coupe la cuisse, on constate que la viande est d'un jaune pâle, lavé, et qu'elle a en outre perdu son brillant et sa transparence. Les causes qui amènent ordinairement ces lésions sont l'arthrite, les indigestions d'eau, l'asphyxie, l'entérite et aussi les saignées préventives pratiquées, coup sur coup, quarante-huit heures avant le sacrifice.

Cet usage s'est répandu depuis que les bouchers de certaines localités de la Normandie (Carentan, Isigny) ont la facilité d'écouler par le chemin de fer leur viande à la criée de Paris. Ces saignées ont pour but de rendre la chair du veau plus blanche, par conséquent plus estimée des bouchers et même des consommateurs. On les répète deux fois et même trois fois à de très courts intervalles ; faites toujours copieusement elles arrivent souvent jusqu'à la syncope (1).

Ces saignées pratiquées à la jugulaire tourmentent inutilement ces pauvres bêtes et ne donnent pas les résultats demandés : elles ne servent, à notre avis, qu'à abîmer la viande. En effet, nous avons toujours remarqué que la chair, provenant des veaux ayant subi cette opération préalable, est flasque molle, d'une teinte gris terne et n'approche nullement de la blancheur normale. Elle se conserve aussi moins que celle des veaux naturellement blancs ou qui ont été nourris pour l'être. De plus quand ces saignées ont été trop abondantes, qu'elles ont amené la syncope, la viande ressemble à celle des animaux morts, et offre l'apparence de la cuisson.

Parfois la mort entraîne des désordres tout autres, surtout si l'animal a succombé à une congestion de la moelle, aux suites de longues fatigues et même à des fractures ou à des

---

(1) Ordonnance du 20 août 1879, concernant la police des abattoirs de Paris :

Art. X. « La saignée des bestiaux, pratiquée à la queue ou aux jugulaires, préalablement à l'abatage définitif, sous prétexte de blanchir la viande, est rigoureusement interdite.

« Les dispositions de la loi du 2 juillet 1850 seront, dans ce cas, appliquées aux contrevenants. »

traumatismes. La viande est alors d'un rouge plus vif; elle est animée pour nous servir de l'expression consacrée. Mais cette teinte ne se conserve qu'autant que la décomposition ne s'est pas emparée du cadavre et que la bête a été expédiée pour la vente, par les voies rapides; autrement la chair ne tarde pas à prendre cette coloration particulière que donne la cuisson.

Nous avons observé, il y a quelque temps, sur des bœufs envoyés à la criée, des abcès miliaires en nombre incalculable, disséminés dans tous les muscles et renfermant un pus verdâtre, épais. Examiné au microscope ce pus n'a pas montré d'organisation spéciale.

M. Nocart, à qui nous avions demandé conseil en pareille circonstance, a écarté l'idée de la tuberculose et a conclu, comme nous, à une infection purulente généralisée. Ce fait est entièrement nouveau.

Nous avons également rencontré sur le bœuf la leucocythémie qui, on le sait, est caractérisée par l'hypertrophie considérable de tous les ganglions lymphatiques, par l'infiltration du tissu cellulaire et aussi par la prédominance des globules blancs dans le sang. Les viandes provenant de ces animaux ont été soustraites à la consommation.

Lorsqu'il s'agit de porcs morts, la viande subit aussi certaines modifications en rapport avec la maladie du vivant de l'animal. Dans l'apoplexie ou mal rouge, tous les tissus et même le lard conservent une teinte foncée, typique. Les affections hydroémiques donnent une chair décolorée. Cependant, il existe des circonstances où la nourriture spéciale a pu modifier la viande du porc au point de la faire comparer à celle du poulet. Témoin ces porcs que nous avons étudiés, il y a quelques mois et qui présentaient tous les symptômes de l'hydropisie ascite avec une viande blanche et presque fluide.

Détaché complètement des os, on pouvait, d'un seul coup et sans effort, enlever avec la main, l'illo-spinal tout entier. Le lard était mou; un liquide clair suintait de l'incision des muscles, il n'y avait aucune trace d'inflammation.

Bien que dés doutes restent encore au sujet de la nature de ces viandes, nous sommes obligé d'admettre que le commerce attribue à l'alimentation faite avec des soupes et le poisson, cette particularité que nous avons cru devoir signaler à l'attention de nos collègues et confrères.

A côté de ces faits, dont l'importance est grande, nous voyons que les porcs morts d'affections chroniques offrent une chair d'un blanc mat avec infiltrations et produits colloïdes épanchés dans les interstices musculaires. On trouve même aussi sur une coupe de la région crurale interne des portions de muscles de couleur plus foncée, faisant contraste avec la blancheur des parties avoisinantes. C'est pourquoi, de même que pour l'examen des veaux, il faut rechercher avec le plus grand soin tous les signes que nous venons de passer en revue, car, on ne doit pas l'oublier, ces animaux morts présentent extérieurement l'apparence de la santé la plus parfaite, tandis que leur viande est entièrement décomposée.

Mais si nous pouvons faire ces remarques générales puisées à la pratique de chaque jour, nous sommes souvent impuissant à diagnostiquer l'accident qui nous occupe. Tout nous manque pour l'analyse; il nous faut conjecturer. N'importe, l'animal est mort, cette viande est malade, la chose nous suffit. C'est en étudiant constamment ces viandes de boucherie expédiées de toutes les directions, qu'on arrive à saisir les moindres signes qui font qu'on est en droit de soupçonner à première vue la maladie ou la mort.

Qui n'a vu, en effet, ces vaches saignées dans le courant d'une fièvre vitulaire et qui offrent encore dans le bassin des traces d'inflammation? Qui ne s'est assuré, par des coupes multiples, que la viande est décolorée, cuite, infiltrée (1)?

N'a-t-on pas aussi examiné attentivement ces porcs atteints d'hydropisie ascite et dont l'eau ruisselle de toutes parts. Et ce bœuf de bonne qualité, qui a la chair flasque et le péritoine violacé, passera-t-il inaperçu au milieu de la vente? C'est par des observations de ce genre et souvent répétées qu'on arrivera à créer une inspection de boucherie utile en tous les points à la grande question de l'hygiène publique. Car, nous ne devons pas le dissimuler, les débuts ne sont pas heureux dans ce nouveau genre d'exercice et la science reste confondue en présence de ces viandes malades qui lui échappent, sans même en soupçonner l'existence. Aussi la criée à Paris est-elle le plus beau champ d'étude que l'on puisse trouver en l'espèce; on y voit tous ces animaux malades et morts qu'un commerce imprudent désigne dans son erreur à l'alimentation de la capitale, et toutes les catégories de viande qu'il faut également connaître pour arriver à un bon résultat.

---

(1) Beaucoup de vétérinaires, au sujet de cette affection, délivrent des certificats attestant que la bête peut être livrée à la consommation. Si ces confrères voyaient, comme nous, dans quel état arrivent aux halles, ces vaches que leurs clients nous expédient, ils s'abstiendraient certainement; car nous ne craignons pas de le dire hautement, la fièvre vitulaire altère éminemment la viande de boucherie et lui communique une odeur repoussante.

CHAPITRE V

VIANDES FORAINES (SUITE).

§ 1. *Viandes étiques, cachectiques, hydroémiques, etc.*

Cette question s'impose à notre étude aussi bien que celle des viandes mortes et malades, car il n'est pas pour nous suffisant qu'une viande soit exempte de maladie pour qu'on puisse la livrer à la consommation, il faut encore qu'elle soit nutritive, en un mot qu'elle renferme quelques principes alibiles et qu'elle n'agisse pas dans l'intestin à la manière de la gélatine ou de la cellulose. Ces viandes préparées habilement peuvent induire en erreur et tromper le public; il est donc utile de connaître exactement la mesure suivie en pareille circonstance.

Nous savons que le mode d'opération ne sera pas toujours facile à donner et que nous éprouverons de grandes difficultés en présence de ces nombreux moutons cachectiques que la mauvaise saison nous envoie chaque année. Cependant, tourmenté du désir d'établir une ligne de démarcation tranchée entre ces viandes et d'autres saines, nous dirons, sans faire de suppositions gratuites, ce que nous avons vu depuis que nous suivons attentivement les opérations de la criée des viandes. Nous ne sommes pas capable de dresser seul une bannière et de la porter en avant; c'est pourquoi nous essayerons de compléter la manière de voir des auteurs distingués qui ont écrit avant nous.

Ces viandes ont pour point de départ différentes causes qu'il serait trop long de passer en revue ; néanmoins on peut dire, d'une manière générale, que le travail excessif, la lactation prolongée et la nourriture insuffisante sont des moyens presque certains d'arriver à la production d'animaux maigres. On peut encore affirmer que la plus grande partie des viandes étiques sont fournies par des sujets qui ont souffert dès le jeune âge et qui n'ont pu trouver les soins et l'alimentation nécessaires à leur développement. Tantôt c'est une castration tardive qui occasionne des résultats de ce genre, tantôt ce sont les maladies gastro-intestinales qui amènent l'étisie.

Dans ces conditions les viandes que fournissent les animaux atteints de ces affections sont plus pâles, leur graisse a disparu complètement et se trouve remplacée par un liquide qui tient en suspension une faible partie de globules graisseux. Les muscles sont flasques, se détachent facilement les uns des autres et laissent voir, dans leurs intervalles, une sérosité claire. Quelquefois la maigreur est sèche ; les muscles sont alors plus fermes et comme parcheminés.

Dans le bassin et les interstices épineux des vertèbres, la graisse a disparu complètement, ou, s'il en reste, il est impossible de lui donner ce nom car elle est liquide et n'a plus les caractères suiveux ; c'est une véritable gelée, semblable à une confiture, qu'on retrouve partout, dans les os longs comme dans les os plats. Le tissu musculaire est émacié et recouvre à peine les os.

Quand la maigreur est due à des maladies chroniques, avec exsudats fibrineux et épanchements, on rencontre des désordres sur les plèvres et des traces de fausses membranes. D'autres fois il n'existe plus rien, car le boucher a su enlever les séreuses habilement, afin de ne pas attirer l'attention de ce côté et de parer la marchandise. Cette fraude est bien vite reconnue.

Si l'étisie est la conséquence de la phthisie il faut rechercher avec le plus grand soin des tubercules sur les plèvres et principalement sur la portion charnue du diaphragme. Les ganglions lymphatiques doivent être également incisés afin de s'assurer qu'ils ne sont pas le siège de matières tuberculeuses. Les muscles eux-mêmes, dit-on, peuvent être envahis par ces productions morbides ; cependant nous n'avons pas encore constaté dans notre pratique, tant aux abattoirs qu'à la criée des viandes, d'exemples de pénétration de la tuberculose dans toute l'économie. Nous avons bien vu une fois, il est vrai, des petits abcès miliaires avec pus verdâtre, disséminés dans tous les muscles d'un bœuf ; mais leur examen microscopique n'ayant révélé aucune organisation, nous avons rattaché cet état à une infection purulente de nature spéciale.

Il ne faut pas confondre également l'état tuberculeux avec la transformation du tissu musculaire en tissu fibreux blanc. Cette particularité, que nous avons observée plusieurs fois sur le veau et sur de jeunes bœufs, donnait à la viande un aspect marbré.

Dans ces maladies chroniques on constate une diminution notable de fibrine. Par contre, les globules blancs augmentent de nombre comme dans les affections où il y a engorgement des ganglions lymphatiques, avec exsudat des plèvres.

Dans la cachexie, les globules du sang diminuent de volume en même temps que l'albumine perd de sa qualité (1), la sérosité

---

(1) Puisque c'est toujours après les années humides qu'on observe la maladie et que les tissus sont entièrement mouillés, on a fait jouer un rôle important à

augmente considérablement, c'est pourquoi les moutons atteints de pourriture se pénètrent d'eau comme fait une éponge plongée dans ce liquide.

Nous pouvons examiner en automne et en hiver toutes les catégories de moutons cachectiques ; le nombre en est assez grand. Au début, les animaux, tout en étant un peu humides, ont encore une viande ferme, de couleur normale ; le rognon de graisse est souvent même à cette époque volumineux. Plus tard la viande se mouille entièrement, le tissu cellulaire se remplit de liquide, surtout là où il devrait y avoir des amas de graisse ; le gigot devient mou et s'écrase facilement dans la main, enfin l'économie sue l'eau de toutes parts. Arrivé à ce point l'animal est retiré de la consommation sans scrupule, quoi qu'en aient dit certains optimistes dont l'autorité incontestable n'a cependant pas prévalu en l'espèce.

---

l'eau qui sature les pâturages. Mais ces mêmes causes peuvent produire l'hydroanémie sans pourriture et sans ictère.

Il y a deux espèces de vers dans le foie des moutons atteints de cette affection ; le distome hépatique qui a 3 à 4 centimètres de longueur et le distome lancéolé qui a 8 à 9 millimètres. Le premier a le tégument couvert d'épines et occasionne par sa présence des désordres assez graves, dans les canaux biliaires. Chaque distome peut fournir de 4 à 5,000 œufs qui, s'ils tombent dans des endroits humides, donnent naissance à des embryons ciliés dont l'existence est vagabonde. Il se forme ensuite dans cet embryon un sac qui laisse échapper des centaines de cercaires, ou larves du distome. Cette larve demande un hôte pour s'enkyster, « car, dit M. Zundel, pour devenir distome, il faut que le cercaire enkysté passe avec son hôte, limace ou insecte, dans le tube digestif d'un vertébré ; alors, tandis que le premier hôte est lui-même digéré, ils résistent à l'action dissolvante du suc gastrique et deviennent de véritables distomes en passant dans les canaux biliaires. »

Il est facile de comprendre que dans les pâturages fangeux et submergés, de même que dans les foins récoltés sur les lieux humides, on doit trouver des limaces et des insectes infectées de cercaires. Il est plausible d'admettre également que ces fourrages, donnés en aliment aux moutons, soient cause du développement de cette affection (*Distomatome*, par A. Zundel).

Dans l'anémie du mouton, altération du sang qui peut coïncider avec un état extérieur assez parfait, la graisse s'écrase quelquefois sous le doigt pour se réduire en matière pulvérulente. On croit que les principes — stéarine et margarine — développés en excès sous l'influence d'une cause particulière motivent cette sensation. Pour les bouchers l'animal est brûlé et fournit une viande de médiocre qualité.

On observe encore sur la portion de péritoine qui recouvre les masses graisseuses des rognons, de petites plaques de la grosseur d'une lentille et qui ne sont autre chose que des cristaux de margarine.

Sur le porc, l'extrême maigreur, qu'elle soit la conséquence de l'hydropisie ascite ou de maladies chroniques, est caractérisée par la disparition totale du lard et de la graisse intérieure appelée panne. Cette consomption s'observe principalement chez les truies âgées.

Le veau, dans le cas d'étisie complète, n'a plus de viande ni de graisse : les aponévroses seules existent avec le tissu cellulaire ; les rognons sont couverts d'une membrane un peu jauuâtre ; la moelle des os est liquide.

Chez le cheval et le bœuf, l'extrême maigreur se traduit par des symptômes dont la signification ne peut tromper personne. C'est aussi une humeur jaunâtre de consistance gélatineuse qui vient remplacer la graisse du bassin et des interstices épineux des vertèbres et qui fait dire au commerce que ces animaux n'ont point la moelle : expression très juste qu'on peut vérifier sur-le-champ en brisant un os en long. On est alors surpris de voir que la moelle est devenue liquide et a pris une teinte plus foncée.

On nous dira, sans doute, que la graisse du cheval ne ressemble pas à celle du bœuf et qu'elle est ordinairement huileuse? Erreur profonde, car elle a toujours sur les chevaux bien portants une certaine fermeté qu'il est impossible de ne pas apprécier à l'examen des animaux abattus. Aussi pensons-nous que ce serait manquer à la logique la plus vraie que de ne pas refuser de la consommation les chevaux arrivés au dernier degré de l'usure, sous prétexte qu'ils sont encore bons pour le saucisson. On saisit en effet, dans la boucherie ordinaire, tous les animaux (bœufs et vaches) qui se présentent dans les conditions identiques et cela sans qu'aucun boucher ne trouve mauvais qu'il en soit ainsi ; la coutume est vieille, elle s'impose. Il nous semble qu'agir de même, pour les chevaux d'une maigreur extrême, n'est pas outrepasser le mandat d'inspecteur, mais qu'au contraire c'est établir un précédent utile, accepté déjà par tous les bouchers de l'hippophagie.

On a dit et répété que les animaux maigres n'étaient pas insalubres dans l'acception du mot et que leur saisie n'était pas justifiée. On a fait entrevoir qu'agir ainsi c'était soustraire un aliment principal de la consommation et priver le peuple d'une nourriture à bon marché ; M. Reynal, dans sa police sanitaire, a soutenu cette théorie. Enfin, on a demandé à l'instar de l'Allemagne, l'établissement de boucheries libres (*Freybanck*) où ces viandes seraient vendues avec une étiquette spéciale un moindre prix.

Nous ne nous arrêterons pas à discuter ces arguments et nous dirons seulement, avec M. le professeur Bouchardat, que lorsque la ration, nécessaire pour l'homme, ne contient pas une proportion notable de graisse, il y a un dommage sérieux causé à l'organisme. On peut, dit-il, retrancher de la nourriture alternativement les féculents, les plantes potagères, sans grand danger pour l'homme ; mais si on veut retrancher le corps gras de l'alimentation, on arrive à des résultats désastreux. Les chylifères puisent en effet les graisses dans l'intestin, et la cessation de leurs fonctions entraîne aussitôt des troubles considérables. Dans les campagnes, de tout temps, les corps gras ont formé la base de la nourriture. On a d'abord utilisé les huiles de toutes sortes, puis le beurre et enfin le lard, dont la consommation augmente notablement depuis que la culture de la pomme de terre a pris une grande extension et qu'elle a fait merveille dans l'engraissement des porcs.

On voit donc qu'il est très important de regarder, d'une manière attentive, les viandes provenant d'animaux maigres et de moutons cachectiques. Nous dirons même que nous serions taxé de légèreté si, nous rapportant à certaine doctrine, nous assumions la responsabilité de laisser consommer des viandes qui n'ont plus rien de nourrissant. C'est pourquoi nous pensons qu'il est plus sage de soustraire de l'alimentation ces viandes arrivées au dernier degré de l'usure, que d'accepter, comme motif de leur salubrité, la nourriture du pauvre.

§ 2. *Viandes fatiguées.*

Sous cette dénomination, nous voulons parler des viandes d'animaux fatigués au possible : fatigue musculaire par suite de la station forcée dans les navires (bœufs américains), fatigue provenant d'une marche excessive, fatigue due aux courses folles (taureaux et bœufs furieux). La viande fournie par des animaux tués sous l'influence de ces causes présente une coloration d'un rouge brun, souvent presque noire. La fibre n'est pas humide, les *pleurs* ont disparu et la coupe donne au toucher une sensation de matière gommeuse. Cette viande

incisée colle après l'instrument tranchant et répand une
odeur aigrelette ; elle renferme des matériaux usés dont les
principaux sont : la créatine, l'acide inosique, l'urée, l'acide
urique, l'acide hippurique, l'acide sarco-lactique, etc. On ne
rencontre pas, comme dans les viandes mortes ou malades,
des altérations particulières caractéristiques de l'inflammation : seul, le muscle est noir. Cette teinte foncée pénètre
également jusque dans la partie spongieuse des os.

On sait en outre que les bœufs fatigués saignent difficilement et que le boucher, dans le but d'obtenir une saignée
plus abondante et partant une viande moins foncée en couleur, est obligé de pénétrer avec le couteau jusque dans la
cavité thoracique (1). On sait également que les animaux sacrifiés après de longues fatigues donnent, à l'enlèvement de
la peau, une grande quantité de sang provenant des vaisseaux
superficiels, incisés pendant l'opération de la dépouille. Mais
tous ces détails peuvent passer inaperçus, si le boucher a
soin d'enlever aussitôt, avec des linges propres, ou même
avec l'instrument tranchant, toutes les petites taches de sang
restées sur la surface du corps.

Ces viandes, on le voit à ce simple exposé, doivent être
examinées attentivement, puisqu'elles peuvent masquer,
avec un extérieur parfait, des désordres assez sérieux. On
s'assurera donc que l'incision de la cuisse et de l'épaule ne
décèlent aucun commencement de fermentation.

En règle générale, les bêtes saigneuses sont travaillées
avec le plus grand soin et présentées sous un jour favorable
à l'acheteur ; c'est pourquoi on ne voit plus dans les abattoirs
ces bœufs que tous les auteurs ont décrit comme étant affreux

---

(1) En terme de métier, cette opération constitue l'écoffrage des bœufs.

à l'habillage. Il faut dire que leur nombre a diminué beaucoup depuis que les marchés de Sceaux et de Poissy ne sont plus les centres d'approvisionnement de la boucherie, et que le chemin de fer amène les bœufs dans le marché de la Villette.

On peut encore appeler saigneux les bœufs saignés dans le cours d'une maladie aiguë, ou même après la mort, quoique cependant, nous ayons vu dépouiller des animaux morts naturellement, sans qu'une goutte de sang ne soit sortie à l'enlèvement de la peau. Mais ce fait ne constitue pas la règle, car le plus souvent on trouve à l'autopsie des ecchymoses avec infiltrations qui enveloppent le corps entier.

La viande des animaux charbonneux donne également à la coupe des gouttes de sang noir, incoagulé, qui s'échappent des vaisseaux incisés.

Toutes ces considérations, on le comprend, peuvent également appartenir à l'étude des viandes mortes, de même qu'il est facile de les faire entrer dans un groupe particulier pour les développer convenablement. Questions de forme qui doivent peu nous arrêter, surtout si nous avons pour but la recherche de la vérité.

§ 3. *Viandes paralysées.*

La paralysie est le symptôme presque certain de l'existence d'une affection de la moelle épinière ou de ses enveloppes ; elle est, pour ces motifs, souvent rebelle et fort durable, même lorsqu'on est parvenu à arrêter la maladie qui lui a donné naissance. La paralysie peut être due encore à des déchirures musculaires ou à la luxation de la colonne vertébrale.

Dans toutes paralysies à marche rapide on observe, si toutefois l'animal a été saigné avant la mort, tous les signes propres aux maladies aiguës et les altérations du sang produites sur les sujets succombant à la suite d'une longue fatigue, c'est-à-dire : viande foncée en couleur, gommeuse et collante aux doigts, arborisations vasculaires disséminées par place dans le tissu cellulaire, teinte blafarde du péritoine.

Le cadavre d'un sujet mort de paralysie se décompose avec rapidité, principalement au tronc où les muscles pâles, décolorés, semblent subir un commencement de cuisson. Cette décomposition subite est facile à expliquer par suite de l'asphyxie et de la présence dans les tissus, des produits de désassimilation que nous avons énumérés plus haut en étudiant les viandes mortes et malades.

Si la paralysie est ancienne, on constate, sur les viandes de boucherie, la décoloration complète de certains muscles de la cuisse et aussi leur transformation en tissu dur et compact. On peut même rencontrer à côté de ces décolorations musculaires des infiltrations énormes baignant toute la région paralysée. L'examen microscopique de ces tissus permet de voir que la striation des fibres musculaires a disparu pour faire place à un contenu trouble, granuleux.

Ces viandes sont toujours retirées de la consommation, car, en dehors des désordres généraux produits par l'inflammation, on a encore à craindre l'absorption de certains médicaments énergiques.

Nous signalerons en dernier lieu une mortification totale des muscles du train postérieur, due à une obstruction artérielle et qui se présente avec une coloration grisâtre. La partie du tissu envahi, parfaitement délimitée par un

bord saillant avec une légère auréole inflammatoire périphérique, diffère de la paralysie en ce sens que les stries des
fibres sont intactes. Nous avons vu, sur certaines vaches, la
nécrobiose complète de la cuisse, depuis le sacrum jusqu'au
jarret.

CHAPITRE VI

MALADIES MICROBIENNES

§ 1. *Charbon et Septicémie*

Charbon. — A la vente à la criée des halles de Paris, nous avons examiné avec attention une grande quantité de viandes charbonneuses expédiées de différents départements, et notamment du pays chartrain. Toutes, sans exception, présentent les caractères communs déjà décrits plus haut, c'est-à-dire que sur le muscle plat de la cuisse, la pointe de la fesse, le bassin, le péritoine, les plèvres, la portion charnue du diaphragme, on rencontre les désordres caractéristiques des viandes mortes ou malades.

Cependant, si on pousse plus loin les investigations, on voit souvent une coloration plus foncée de la graisse et des taches rouges disséminées par place, semblables à de petites ecchymoses ; sur les plèvres, on trouve aussi parfois des pétéchies. Quoi qu'il en soit, on constate toujours, à l'incision de la cuisse ou au lever de l'épaule, en même temps que des infiltrations séro-sanguinolentes, la décoloration complète du tissu musculaire. Cette décoloration des tissus est manifeste dans toute l'étendue des morceaux ; elle se traduit à première vue par l'apparence de la cuisson et se change bien vite au contact de l'air en une teinte particulière saumonée.

La viande prend également par place des teintes d'un gris terreux tandis qu'elle reste dans d'autres d'un rouge vif. Il semble alors que la bactéridie, essentiellement aérobie se soit emparée de l'oxygène et qu'il y ait eu asphyxie des tissus, d'où impossibilité à la fibre musculaire de revenir à l'oxydation, d'où encore cette teinte plombée qu'on observe sur des coupes pratiquées dans la viande.

S'il existe des tumeurs charbonneuses avec infiltrations séreuses périphériques, le diagnostic est certain; mais il faut savoir que leur présence est très rare, par suite de la préparation des animaux à la vente, le boucher ayant fait le nécessaire pour expédier la viande sous un jour favorable à Paris.

Il ne s'échappe pas de gaz lorsqu'on porte l'instrument tranchant dans les tissus, car le bacillus anthracis n'est pas un ferment. La fermentation peut, malgré cela, apparaître dans les affections charbonneuses, non seulement par suite des temps chauds, mais encore à la faveur des retards que le transport de la viande a occasionnés. Nous verrons alors que la bactéridie n'existe plus et qu'elle a été remplacée par le vibrion septique ou le *bacterium termo* de la putréfaction.

Enfin les ganglions lymphatiques sont malades et remplis de bactéridies; ils ont augmenté de volume, leur intérieur est arborisé et ils se réduisent en bouillie à la pression des doigts. Cependant il n'en est pas toujours ainsi, et quelquefois même leur altération est à peine sensible, surtout si on examine les ganglions du côté opposé à celui où l'animal était couché. M. Toussaint, dans ses recherches sur les affections charbonneuses, attribue au phénomène d'hypérémie, cette particularité remarquable.

Le sang, qu'on retrouve incoagulé dans les vaisseaux, est noir, épais, à reflet violacé. Les reins, qu'on peut souvent examiner dans leur enveloppe de graisse, laissent voir sur la coupe des points hémorrhagiques.

Ces caractères généraux sont vagues et induisent en erreur, surtout lorsqu'on regarde des viandes sans viscères. **Mais** s'il n'est pas permis de porter, *de visu*, un diagnostic certain, on doit comprendre que les altérations microscopiques, qui existent sur les animaux atteints d'affections charbonneuses ou septiques, suffisent toujours pour qu'il soit possible de juger de la bonne ou de la mauvaise qualité d'une viande donnée.

Pour compléter cette étude nous porterons, sous le champ du microscope, une goutte de sang provenant d'une viande suspecte de charbon et nous donnerons, en quelques mots, les moyens de reconaître cette affection.

Les globules rouges (1) sont d'abord ratatinés, à bords dentelés ; ils sont, pour me servir de l'expression vraie, étoilés, semblables à une pomme épineuse. Ces caractères peuvent néanmoins faire défaut selon que l'on opère avec plus ou moins de sérum et plus ou moins de rapidité.

On trouve, dans l'intervalle des globules, des bâtonnets ou bactéries qui ont de $0^{mm},007$ à $0^{mm},012$ de longueur. Leur largeur peut difficilement être mesurée et leurs contours sont nettement dessinés. Ces bactéries ont des extrémités arrondies et un contenu qui réfracte la lumière. Le plus souvent elles sont droites, quelquefois coudées et formant des angles variables ; elles sont composées d'articles visibles à un fort grossissement.

Nous ne pensons pas qu'on puisse les confondre avec les cristaux du sang, car ceux-ci sont plus gros, plus réguliers, réfléchissant la lumière d'une manière différente et placés souvent par amas radiés. On peut toutefois, si on doute, ajouter de l'eau à la préparation ou de l'acide acétique qui dissolvent les cristaux et laissent intactes les bactéridies.

---

(1) Nous nous servons toujours pour l'examen microscopique du sang d'un **gross**issement de 600 en diamètre.

Les filaments de fibrine diffèrent également : ce sont des houppes semblables à des faisceaux de fil, formant des entre-croisements et des sillons flexueux.

La bactéridie du charbon est immobile et n'a qu'un mode de reproduction ; « mycélium (1) dans le sang des animaux vivants et n'y pullulant que par le mode de scissiparité, ses filaments se transforment après vingt-quatre ou quarante-huit heures en corpuscules ovoïdes, très réfringents, qui constituent ses spores, et, comme l'œuf des organismes plus élevés, renferment en eux le devenir de l'espèce. »

L'air atmosphérique est sans action sur elles et, grâce à leur vitalité énergique qui leur permet de résister aux causes de destruction efficaces sur les bactéridies, les spores con-servent leur virulence.

Il est plus difficile de les distinguer des bactéries que l'on rencontre dans les liquides putrides. Le *bacterium termo* et le *bacterium lineola* sont toujours très mobiles, plus courts et plus larges que la bactéridie charbonneuse. On les voit pi-rouetter dans le liquide et se mouvoir à la manière des sper-matozoïdes en déplaçant les globules qui gênent leurs mou-vements.

En outre, dans l'examen microscopique du sang pratiqué quarante-huit heures après la mort, on peut, comme nous l'avons vu très souvent à la criée des viandes, trouver déjà, à côté des bactéries du charbon, le vibrion septique ; en effet, quand un animal meurt du charbon, son sang contient uni-quement des bactéridies jusqu'à la quinzième heure, dépassé ce temps, il devient septique et charbonneux.

On a affirmé, Colin (d'Alfort) particulièrement, que la pré-

---

(1) Chronique de H. Bouley, *Recueil de médecine vétérinaire*, du mois de mars 1881.

sence des bactéries n'est pas constante dans les affections charbonneuses, et cela, parce qu'à certains moments le sang est virulent sans renfermer des bâtonnets. Dans ce cas, si on examine le sang avec un fort grossissement, on voit les germes de ces bâtonnets, autrement dits les corpuscules-germes de Pasteur et de Bollinger. Quelquefois cependant la bactérie se détruit avant d'avoir donné ces corpuscules-germes.

Davaine, Bollinger, Tigel et autres, voient, dans la présence des bactéries, un moyen de diagnostic des maladies charbonneuses. Leurs adversaires se basent sur ce que ces organismes ne sont pas propres au charbon et qu'on les rencontre dans le sang des animaux morts d'affections septiques. Cependant ces dernières diffèrent notablement puisqu'elles sont courtes, translucides et animées de mouvement (1).

Dans la maladie dite emphysème gangréneux des bêtes bovines, et considérée par les Allemands comme se rattachant aux affections contagieuses, Feser a découvert des bactéries mobiles plus courtes et plus épaisses que celles du charbon. Ces seules différences suffisent pour les rattacher aux vibrions de la septicémie.

Halliers, Clebs, Semmer et après eux Beale, ont trouvé des microcoques dans le sang des animaux atteints de la peste bovine. Les microcoques sont des corps globuleux mesurant $0^m,001$. — En France, on leur a donné le nom de monades, leptotrix. En Allemagne, Cohn les range, dans sa classification, sous la dénomination de bactéries globuleuses ou sphéro-bactéries.

---

(1) Extrait du traité d'analyse micrographique appliqué au diagnostic des maladies des animaux domestiques, de Messieurs les docteurs Siedamgroski et Hofmeister, de Vienne (Asselin, 1881).

D'après Zurn, qui en a fait une étude spéciale, ces micro-coques existent dans le sang des animaux morveux. Isolés ou disposés en chapelets, on les voit nager librement dans le sérum ; parfois, ils se fixent sur les globules du sang. Enfin, Chrisol et Kiéner, deux savants français, ont signalé dans ce sang la présence de deux sortes de bactéries, les unes sphé-riques, les autres en bâtonnets (1)

Nous avons vu également dans le sang de certains porcs saisis à la criée et qui présentaient tous les symptômes exté-rieurs de la mort naturelle par congestion, de bactéries im-mobiles, larges et droites.

Pasteur a signalé des bactéries en 8, dans le sang de poules mortes du choléra.

Dans le cas de septicémie, Zurn a signalé la présence de bactéries : on les a de même rencontrées dans le sang des animaux atteints de pleuro-pneumonie.

On trouve aussi, dans la viande en putréfaction, des bacté-ries réunies en masse (*micrococcus et bacterium termo*) sur la couche onctueuse qui recouvre la surface d'une viande putré-fiée ; leur formation est dans ce cas accompagnée de la pré-sence de cristaux de phosphate ammoniaco-magnésien.

Dans les liquides sanguinolents des animaux morts de météorisation, nous avons vu, presque d'une manière cons-tante, des vibrions mobiles, semblables à ceux que l'on peut produire en faisant macérer du foin pendant quelques jours dans un peu d'eau.

Aujourd'hui d'après les travaux de MM. Arloing, Cornevin et Thomas, le charbon symptomatique doit être distrait du

---

(1) On trouve plus ou moins de microcoques dans le sang de toutes les viandes provenant d'animaux malades.

charbon bactéridien à cause de son microbe d'une espèce différente donnant lieu à des effets différents. Le microbe du charbon symptomatique est plus large et plus court que la bactéridie charbonneuse. Il a de plus un noyau réfringent à ses extrémités, rarement au milieu, et est doué d'une extrême mobilité.

Si on ouvre la jugulaire d'un animal atteint de fièvre charbonneuse, la saignée est baveuse, le sang est noir, poisseux incoagulable, tandis que dans le charbon symptomatique, le sang forme une belle veine fluide, est rutilant et se coagule rapidement.

La fermentation est aussi moins active dans ces viandes que dans celle d'animaux morts à la suite de la fièvre charbonneuse. Enfin l'analyse chimique a fait connaître que l'acide carbonique constituait presque à lui seul la masse gazeuse dont les tissus étaient infiltrés.

« Le microbe du charbon bactéridien, introduit dans le sang, donne lieu, par sa pullulation rapide, à une fièvre charbonneuse mortelle à bref délai : le microbe du charbon symptomatique ne détermine, dans les mêmes conditions, qu'une fièvre éphémère, mais qui, tout éphémère qu'elle soit, se caractérise cependant par un effet durable, l'immunité, dont se trouvent investis les animaux sur lesquels l'injection intraveineuse de ce microbe est pratiquée (1). »

Nous ne parlerons pas du charbon cryptogamique de M. Plasse ; nous rappellerons seulement, à ce sujet, un passage de la chronique de M. Bouley, du mois de septembre 1881 ; où il est dit « que les germes des champignons les plus

---

(1) Bouley, *Compte rendu des expériences de Chaumont sur la vaccination du charbon symptomatique.*

répandus, ceux de l'Eurotium, du Penicilium, de l'Aspergillus, dont l'inocuité est attestée et par l'expérimentation directe, peuvent tout à coup, dans des conditions particulières, devenir des agents d'une violence inconnue et donner lieu à des accidents mortels. » (Grawitz.)

D'après Arloing, Cornevin et Thomas, le porc ne peut pas contracter le sang de rate et le charbon symptomatique.

D'après le docteur Law, le rouget du porc serait une maladie microbienne qui peut se transmettre à d'autres animaux, du porc au mouton, du porc au rat et réciproquement.

Pour l'heure présente, on cherche et on découvre le microbe de toutes parts : il est dans le charbon, dans la clavelée, dans la fièvre paludéenne, dans l'infection puerpérale, dans la rage, dans le choléra des poules, etc. On ne l'a pas encore vu, mais on le verra dans la scarlatine, la variole, la syphilis, la fièvre typhoïde, le choléra, la péripneumonie des bêtes bovines.

En attendant, M. Cornil l'a étudié dans les tubercules lépreux, dans le sang, les testicules, le tissu conjonctif des malades atteints de lèpre.

Enfin, M. Toussaint vient de trouver le microbe de la phthisie tuberculeuse et le compare à celui du choléra des poules.

En résumé, les affections charbonneuses, quelques dénominations qu'on leur ait données, ont pour cause la multiplication de la bactéridie qui, être aérobie, vit aux dépens de l'oxygène du sang. De là, tous les phénomènes d'asphyxie des tissus, de là également, la rapidité de la décomposition de la viande.

On sait que, depuis peu, M. Pasteur est parvenu, par un procédé particulier à atténuer le virus charbonneux et à pouvoir prémunir du sang de rate des moutons auxquels il inoculait du virus vaccin qui a perdu ses propriétés mortelles. Ce procédé, qui a valu à son auteur toutes les félicitations des corps savants, mérite d'être exposé :

« Les cultures des bactéries faites à la température de 30 à 35 degrés, dit M. Roux, donnent bientôt des germes qui sont toujours prêts à reproduire la bactéridie avec ses pro - priétés redoutables. Il n'en est pas ainsi si on fait la culture à la température de 42°. Dans ces conditions, la bactéridie se développe mais ne donne plus de graine : elle reste donc exposée à l'état de filaments à l'action continue de l'air et de la chaleur.

Si chaque jour on essaye sa virulence en l'inoculant à des animaux, on s'aperçoit bientôt qu'elle ne les tue plus.

Ce n'est pas que cette bactéridie cultivée à haute tempé- rature ne puisse plus donner des germes : elle en donnera rapidement si on la cultive de nouveau à 30 ou 35 degrés et les germes conserveront la virulence de la bactéridie fila- ment d'où ils viennent, de sorte qu'il suffit de puiser chaque jour une trace de bactéridie dans le flacon de 42° et de culti- ver à la température de 35° pour avoir une série de culture de virulence décroissante avec des germes qui fixent chacune de ces virulences spéciales (1). »

Ce virus (2) nous venons de le voir, doit, pour agir renfer-

---

(1) Conférence faite à Nogent-sur-Seine, par M. Roux.

(2) « Cinquante moutons et une dizaine d'animaux de l'espèce bovine avaient été réunis aux environs de Melun, dans une ferme dont le nom aura désormais la célébrité que donnent aux lieux les grands événements dont ils ont été le théâtre: la ferme de Pouilly-le-Fort.

« La moitié de ces animaux furent inoculés avec du virus charbonneux trans- formé en vaccin et quinze jours après le groupe tout entier fut soumis à l'épreuve du virus mortel. Quarante-huit heures ne s'étaient pas écoulées que toutes les prophéties du programme se trouvaient accomplies. A l'heure marquée, la mort obéissante avait frappé les vingt-cinq victimes qui lui étaient vouées; et les ani-

mer encore des bactéridies qui, d'après les expériences de
M. Pasteur, se cultivent et reprennent leur énergie première
en passant dans les organismes des animaux d'un jour.
« Mais alors, cette vaccination en masse, au lieu d'être un
bienfait, ne va-t-elle pas jeter, à un moment donné, la mort
et la désolation dans nos campagnes?

« Enfin, le côté de l'hygiène nous semble avoir été singulièrement dédaigné dans cette question. Comment! vous in-
troduisez dans le sang des bactéries assez vivaces pour donner
un charbon atténué et vous ne craignez pas de livrer à la
consommation des animaux ainsi préparés (1). »

M. Bouley a répondu à cette hypothèse dans un banquet à
Melun, où les convives mangeaient du mouton provenant
d'animaux inoculés. « Messieurs, s'est-il écrié, en rappelant la
scène de Lucrèce Borgia, vous êtes tous empoisonnés! » On a
beaucoup ri de cette boutade.

Le diagnostic de cette affection étant pleinement établi, il
importe de savoir maintenant si la viande charbonneuse est
dangereuse pour l'homme et si elle doit être consommée.

Renault, Colin, et après eux, Decroix, ont démontré que

---

maux, en même nombre, qui avaient été couverts du palladium du nouveau
vaccin, restés invulnérables à l'inoculation mortelle, se montraient en pleine vie,
entourés de cadavres.....

« Alors, tous les cœurs se sentirent ébranlés à la fois et, dans cette foule, tout
à l'heure incrédule, il n'y eut plus qu'une voix, qu'un cri, qu'un applaudissement
pour rendre hommage à la nouvelle découverte dont chacun comprenait enfin la
grandeur et pressentait la fécondité. Dans cette pleine clarté, qui venait de frapper
tous les yeux et tous les esprits, l'exclamation fameuse semblait sortir de toutes
les bouches :

Je vois, je sais, je crois, je suis désabusé. »

(Bouley, *La nouvelle vaccination*, Discours prononcé à la réunion des cinq aca-
démies, 1881).

(1) Ed. Fournié, *Revue médicale française et étrangère*.

la cuisson complète détruisait la virulence des viandes provenant d'animaux charbonneux, et qu'en conséquence, on pouvait en manger impunément. Ils déclarent, du reste, que dans toutes les fermes où règne le charbon, on a coutume de livrer à la consommation des animaux atteints ou morts de cette affection.

Cependant, contradiction flagrante, Davaine, Heu en France, ont signalé des cas de charbon consécutifs à l'ingestion des viandes charbonneuses par les animaux les plus divers. De quel côté devons-nous accepter le fait positif?

Boutet, de Chartres, en 1876, a prouvé d'une manière absolue que les viandes rôties saignantes étaient encore propres à transmettre le virus du charbon. Les inoculations qu'il fit avec le jus recueilli du bifteck eurent un plein succès.

Ne voit-on pas également que la manipulation de ces viandes est éminemment dangereuse, puisque chaque année on enregistre, sur les forts employés à la criée des viandes, des cas de pustule maligne, dont l'issue est souvent fatale.

Pour ces motifs, nous pensons qu'il est sage de retirer de la consommation les viandes charbonneuses, ou mieux des viandes qui présentent, à l'examen microscopique du sang, des bâtonnets immobiles et coudés (1).

---

(1) Renault et Davaine avaient dit que le charbon pouvait être communiqué par les voies digestives intactes, tandis que M. Colin avait conclu qu'il fallait une solution de continuité de l'épithélium.

M. Pasteur est venu, qui a montré que la transmission du charbon se fait par les spores du bacillus anthracis conservées pendant des mois et peut-être des aunées dans la terre, ramenées à la surface par les vers, déposées sur les plantes que broutent les moutons et finalement mises en contact avec la muqueuse de la bouche et du pharynx d'où elles infectent l'animal.

M. Rodet pense que l'inoculation peut avoir lieu par les voies digestives intactes.

(Dr A. Rodet, *Contribution à l'étude expérimentale du charbon bactéridien*).

Septicémie. — Nous rattachons volontiers au groupe des affections charbonneuses, la septicémie. Bien que le diagnostic différentiel ne soit pas toujours facile à établir en matière d'inspection et qu'il faille, pour arriver à un bon résultat, faire une inoculation préalable à un cobaye ou à un lapin, de manière à avoir, à l'autopsie, les lésions du cadavre ; nous avons cependant, en dehors de ce moyen pratique, non seulement l'examen microscopique, mais encore les signes objectifs de la viande, d'après lesquels son insalubrité est prononcée.

Pour M. Pasteur, la septicémie est due au développement du vibrion septique, être anaérobie, qui a des mouvements d'anguille, pirouette et file à travers les globules qu'il déplace. Il se développe dans les tissus et les liquides en putréfaction et souvent après les affections charbonneuses.

Rarement essentielle, la septicémie est ordinairement le résultat de la résorption des matières putrides venant du corps. On l'observe peu dans l'espèce bovine, où les abcès deviennent froids. Malgré cela, elle peut apparaître après la métrite, la non délivrance, la péripneumonie, etc.

Les viandes des animaux atteints de septicémie sont celles des cadavres en décomposition, c'est-à-dire qu'elles offrent à la vue une coloration particulière d'un gris terne, plombé. Le muscle est friable, la striation de la fibre a souvent disparu pour faire place à la dégénérescence granulo-graisseuse ; les aponévroses sont livides, l'infiltration est générale. Le sang est poisseux, acide et altéré chimiquement ; il ne rougit pas à l'air, car les hématies ne fixent plus l'oxygène ; il y a des taches sur les séreuses ; enfin, des gaz s'échappent des tissus, gaz fétides annonçant la fermentation.

L'examen microscopique laisse voir, à côté des globules étoilés, mous et décolorés, des granulations et des vibrions assez semblables aux bactéries, mais doués d'une extrême mobilité.

Le *bacillus subtilis* qui, d'après M. Gallier, est le vibrion de la septicémie, est doué d'une grande vitalité et résiste à une température de 105 degrés. Il se transforme également en corpuscules germes qui jouissent de la propriété de reproduire l'individu adulte (1).

On sait que le sang septicémique est très virulent, puisque Davaine a pu tuer un lapin avec l'inoculation d'une goutte de sang diluée au 1/10000.

D'après Semmer, le sang septicémique chauffé à 55 degrés devient vaccin, s'il est inoculé au lapin ; il prémunit alors cet animal, non seulement contre la septicémie, mais encore contre le sang de rate et les ferments des animaux morts de gangrène ou du typhus (Bouley).

Le vibrion septique, nous l'avons déjà dit, est mobile, plus court que la bactéridie du charbon ; il est droit pendant sa mobilité et ne commence à former des angles variables par l'accolement de plusieurs bâtonnets, qu'au moment où il s'arrête, emprisonné dans le liquide de la préparation.

Pour faire des recherches microscopiques, il est nécessaire de se servir d'un grossissement d'au moins 600 en diamètre et d'agir avec rapidité sur le sang puisé à la saphène ou à la thoracique. Nous recommandons également la pro-

---

(1) M. Miquel, de l'Observatoire de Montsouris, divise les bactériens en quatre classes générales : les micrococcus, les bacillus, les bactériums, les vibrions.

A l'Hôtel-Dieu, le nombre des bactériens a été de 5,143 dans la salle Sainte-Jeanne, et de 6,166 dans la salle Saint-Christophe, alors que, dans le même temps, il était de 82 dans le parc de Montsouris.

Chaque bactérien isolé et inoculé à des cobayes s'est montré inoffensif, seul, un micrococcus, trouvé dans les salles d'hôpitaux, a provoqué la mort par infection.

preté du porte-objet et du couvre-objet afin d'éloigner, autant que possible, de la préparation, les débris végétaux, les grains de sable ou de poussière et les poils.

Il est très utile de ne faire aucune addition au sang qu'on examine, car il importe beaucoup d'étudier d'abord avec le sang seul, les éléments qui forment l'objet de toutes les contestations ; ou ce sont des vibrions par la mobilité, ou bien nous trouvons des bactéridies immobiles et coudées.

CHAPITRE VII

MALADIES MICROBIENNES (SUITE)

Choléra des poules. — Fièvre typhoïde du cheval et du porc. — Péripneumonie contagieuse. — Peste bovine.

§ 1. *Choléra des poules.*

D'après M. Toussaint, on peut donner le choléra des poules en inoculant le microbe de la septicémie. Depuis lors on admet que les poules trouvent les conditions de leur infection, dans les matières organiques en voie de putréfaction qui sont à leur portée.

A l'ouverture du cadavre, l'intestin qui contient une bouillie grisâtre mélangée à du sang, a la muqueuse violacée et les villosités hypertrophiées. Le poumon est noirâtre, œdématié, gangréné.

Quand la maladie est foudroyante on ne trouve ordinairement rien.

Sur l'animal vivant, on sait que le sommeil, les plumes hérissées, salies, la crête cyanosée, l'œil couvert par le corps clignotant sont des symptômes caractéristiques de cette affection.

Il y a dans le sang des poules mortes du choléra un parasite qui, d'après M. Pasteur, se montre sous la forme de granulations ou de corpuscules sphériques ou oblongs.

On ne doit pas livrer à la consommation les poules mortes du choléra.

§ 2. *Fièvre typhoïde du cheval.*

Comme le cheval est, d'après l'ordonnance de 1866, examiné vivant et qu'il est encore visité après sa mort par des inspecteurs-vétérinaires, il n'y a pas lieu de décrire ici cette affection. Il est, du reste, toujours facile de la reconnaître sur le vivant par la prostration, la marche titubante du sujet, la fièvre intense, la coloration particulière des conjonctives et après le sacrifice, par les lésions intestinales, pulmonaires ou autres, suivant que la maladie était localisée sur un point ou sur un autre.

M. Salles qui s'est occupé largement de cette question dit qu'en temps d'épizootie, il n'y a pas dans l'économie un appareil, un organe, un tissu qui ne soit susceptible d'être touché par cette maladie protéique : le système circulatoire, les appareils respiratoire et abdominal, les centres nerveux, les annexes des fonctions digestives, les muscles, les articulations, tout enfin, *tout*, porte l'empreinte indélébile de cette fatalité morbide qui, en somme, est *une* !

Contrairement à M. Servolles, il n'a trouvé qu'exceptionnellement les lésions spécifiques des glandes de Peyer.

M. Pasteur a inoculé la fièvre typhoïde du cheval au lapin ; ce dernier est mort au bout de quelques heures en présentant dans l'intestin une hypertrophie considérable des glandes de Peyer.

Examinés au microscope, le foie et les reins de ce sujet d'expérience offraient, dans leur intérieur, de petits corpuscules fort réfringents.

La fièvre typhoïde du cheval — et non l'état typhoïde observé dans le cours de plusieurs affections aiguës — offre, d'après le Dr Servolles, une grande analogie avec celle de l'homme. Maladie distincte et nettement cyclique, toujours la même en son essence, malgré la diversité de ses formes, elle est à l'état typhoïde ce qu'est une entité morbide à l'un de ses symptômes.

Les chevaux atteints de fièvre typhoïde sont toujours retirés de la consommation.

§ 3. *Fièvre typhoïde du porc.*

Cette affection est caractérisée par de la rougeur à la peau ou bien par des taches violacées d'abord circonscrites qui se répandent en nappe sur toute sa surface. Les ganglions sont engorgés, le lard est souvent congestionné, les muscles sont décolorés, infiltrés et ont perdu leur striation.

On trouve dans le sang qui rougit à l'air un bâtonnet particulier plus large et plus volumineux que celui du charbon. Cette bactérie, que nous avons montrée plusieurs fois aux inspecteurs de la boucherie, existe principalement dans les reins, le foie, la rate et les ganglions.

Cette maladie, telle que l'a présentée M. Galtier dans sa police sanitaire, est-elle l'érysipèle épizootique des auteurs modernes? Nous le pensons, d'autant plus que les symptômes ne diffèrent pas de ceux que M. Zundel a signalés pour caractériser le mal rouge.

Il ne faut pas oublier que dans les grandes chaleurs, le porc meurt très souvent d'asphyxie dans les wagons où on les entasse sans aucune précaution. La peau de cet animal prend alors par place une teinte rouge foncée ou même violacée, connue des charcutiers sous le nom de « feu. » Cette asphyxie ne peut être confondue non seulement avec la maladie charbonneuse mais encore avec la fièvre typhoïde (1).

Les porcs pris de feu ne sont saisis qu'autant que le lard est fortement coloré en rouge et que les muscles sont euxmêmes teintés.

§ 4. *Péripneumonie contagieuse.*

La péripneumonie, malgré les soins assidus du service sanitaire, fait chaque jour de puissants ravages, car on voit dans les abattoirs nombreuses bêtes atteintes de cette affection. Ce champ d'étude offert aux vétérinaires de l'inspection de boucherie a permis d'examiner cette maladie contagieuse à toutes ses périodes, depuis l'hépatisation rouge jusqu'à l'hépatisation blanche.

Au début, à l'extérieur du poumon, on voit de suite l'endroit envahi, car la plèvre est tachée, salie, bosselée, épaissie.

L'incision du tissu pulmonaire en cet endroit laisse voir ce damier, si bien décrit par les auteurs, ou mieux encore cette mosaïque de nuances variables, où le jaune, le rouge et le brun dominent. A mesure que la maladie s'accentue les lésions sont plus foncées, quelquefois la teinte en est presque noire.

Cette période qu'on a caractérisée d'aiguë s'atténue lente-

---

(1) Nous avons eu, au marché de la Villette, en une seule journée de juillet, plus de 300 porcs qui sont arrivés morts d'asphyxie dans les wagons où ils avaient été entassés.

ment, si les animaux ne sont pas sacrifiés et la maladie passe
à l'état chronique. On voit alors que le tissu pulmonaire a
disparu complètement devant l'agrandissement des travées
fibrineuses et que la coloration générale en est modifiée.
Il n'y a plus à proprement parler qu'une induration blanche
avec fausses membranes épaisses et liquide ambré.

Ces fausses membranes sont parfois si considérables qu'elles tapissent toute la cage thoracique et forment des piliers
solides qui vont d'une plèvre à l'autre. L'infiltration gagne les
muscles du tronc et sort au dehors à la moindre incision. On
peut même rencontrer la péripneumonie généralisée dont les
lésions s'étendent à tous les muscles et aux viscères. L'animal n'est plus, dans ces conditions, qu'une pourriture infecte
comparable aux viandes en macération.

Avant d'arriver à cet état, la maladie offre divers degrés
compatibles avec la santé la plus parfaite et l'engraissement
extrême, aussi, est-on contraint de laisser consommer des
viandes qui, bien que provenant d'animaux péripneumoniques, ne présentent aucun signe d'inflammation répandu
dans leur intérieur. Il y a ordinairement localisation sur le
poumon et ce point malade ne donne lieu à aucun retentissement sur l'organisme. Chez le bœuf, c'est un fait digne de
remarque que les abcès tendent à devenir froids et n'influent
pas souvent sur les parties environnantes.

Nous venons de parler de la péripneumonie et des lésions
pulmonaires qui la caractérisent, mais nous avons omis d'a-
jouter que la pneumonie franche existe chez le bœuf et qu'il
serait prudent d'en faire la distinction. Nous sommes forcé
d'avouer presque notre impuissance à cet égard et de dire
qu'il est fort difficile d'établir, à la simple vue du poumon, le
diagnostic différentiel de ces deux maladies.

Du reste, voyons ce qu'en pense M. Galtier qui a écrit tout

récemment sur la matière. Il est dit dans son *Traité des maladies contagieuses*, page 510 : « Les lésions pulmonaires de la péripneumonie ne sont pas véritablement pathognomoniques, elles ressemblent à celles de la péripneumonie ordinaire du bœuf ; pourtant *il semble* que dans cette dernière, l'infiltration et l'exsudation sont moins prononcées et moins généralisées. »

M. Zundel fait plus de différence : « On trouve, dit-il, dans la péripneumonie contagieuse, sur une même coupe, des lobules à différents degrés qui revêtent des tons rouges, bruns, noirs, violets, jaunes et gris. »

Dans la pneumonie franche, les lobules ont une teinte uniforme. Mais cette distinction n'a rien d'absolu, car, d'après la structure anatomique du poumon des bovidés, les marbrures existent forcément dans l'un et l'autre cas.

Dans la péripneumonie contagieuse, l'inflammation a lieu en dehors des lobules pulmonaires comprimés de tous côtés et refoulés sur eux-mêmes par l'épaississement des cloisons cellulaires qui les séparent les uns des autres. Dans la pneumonie franche, au contraire, l'exsudation a lieu dans l'intérieur même du lobule pulmonaire.

Cette distinction basée sur l'anatomie pathologique et sur l'examen microscopique ne peut être établie à la simple vue des lésions pulmonaires.

Weiss et Zurn ont trouvé, dans la sérosité du poumon malade de la péripneumonie contagieuse, des microcoques qui, au bout d'un certain temps, s'accolaient pour former des chapelets de leptotrix. Willems fait jouer un rôle important à ces microcoques animés de mouvement. Hallier a reconstitué avec ce microcoque, le *muccor mucedo*, moisissure qu'on rétrouve sur les excréments.

Nous avons vu également des microcoques ou sphéro-bactéries dans la sérosité du poumon des bêtes péripneumoniques, mais nous pouvons dire que nous les avons rencontrés dans la plupart des viandes mortes ou malades.

L'inoculation préventive ne réussit pas toujours, puisque d'après les expérimentateurs, il faut compter avec elle une mortalité de 5 à 6 0/0.

On connaît les accidents de gangrène qui en sont la conséquence, la chute de la queue et la propagation de la maladie aux muscles de la croupe et du tronc (vaccin remonté des bouchers).

C'est à la suite de ces accidents qu'on trouve à l'incision de la cuisse des infiltrations séro-sanguinolentes et cette fermeté du tissu musculaire qui oppose une certaine résistance à l'instrument tranchant. Quelques-uns ont voulu voir dans cette densité du muscle, une similitude avec l'hépatisation du poumon, nous acceptons l'idée. Néanmoins, nous pensons que, dans ce cas particulier, on a forcé la note et qu'il n'y a pas lieu de faire ce rapprochement.

Quand l'animal est habillé et préparé pour la vente, on rencontre, notamment sur les taureaux et sur les bêtes fatiguées, une légère infiltration de la queue et de sa base qu'il est bon de distinguer de celle provenant de l'inoculation de la péripneumonie. Cette altération, qui est toujours le résultat de manœuvres brutales de la part du bouvier, s'arrête à la pointe de l'ischium.

On a vu, à la suite de l'inoculation préventive. l'inflammation remonter jusqu'au niveau des épaules et baigner tous les muscles d'une sérosité particulière. Il y avait. en un mot, gangrène et accidents septiques.

La péripneumonie, contraste frappant, occasionne des désordres moins considérables dans les muscles; elle est compatible avec l'état de graisse le plus avancé et la santé parfaite. C'est pourquoi la plupart du temps, pour ne pas dire toujours, on laisse consommer la viande des animaux atteints de cette affection, ne prononçant la saisie que lorsque l'affection est accompagnée d'une infiltration des muscles pectoraux et costaux.

§ 5. *Peste bovine.*

On sait que la peste bovine ne se traduit pas dans les muscles par des symptômes pathognomoniques et que la viande des animaux atteints de cette affection ne présente aucun signe distinctif. Tout au plus si on trouve, comme le constate M. Baillet, quelques légères ecchymoses et encore peut-on arguer de leur présence quand, dans l'asphyxie, on en rencontre également.

Le docteur Beales, de Londres, aurait démontré l'existence d'organismes végétaux dans le sang des animaux atteints de la peste bovine.

Enfin tous les auteurs sont unanimes pour affirmer que sur des morceaux isolés, il est très difficile, pour ne pas dire impossible, de reconnaître le typhus des bêtes bovines.

Mais là n'est pas la question. Au point de vue de l'inspection de boucherie, cette viande peut-elle être consommée? Nous sommes obligé de répondre affirmativement si nous jugeons avec les auteurs qui ont écrit avant nous.

M. Reynal est grand partisan de laisser consommer la chair des animaux atteints de typhus contagieux. Il cite, dans sa police sanitaire, à l'appui de son affirmation, toute une série d'exemples qu'il serait trop long de rappeler, et où le public a pu manger impunément de ces viandes provenant d'animaux infestés.

Ainsi, en Italie, 1711, le sénat de Venise en toléra la vente aux populations.

En 1715, Duffot rapporte qu'en France tout le monde en mangea, même les malades des hospices.

En 1745, le médecin Camper, aux états généraux de Hollande, conseilla à son gouvernement d'en favoriser la vente.

En 1816, Coze, doyen de la Faculté de Strasbourg, fit un mémoire qui résout définitivement la question dans le sens affirmatif.

La guerre de 1870-71 a reproduit, comme en 1816, les mêmes circonstances et permis d'observer les mêmes faits, puisqu'on a pu manger impunément, pendant une période assez longue, la viande provenant des animaux saignés dans le cours du typhus contagieux.

M. Bouley, sans être plus explicite, dit cependent qu'on ne doit manger les animaux qu'autant qu'ils sont abattus à une période peu avancée de la maladie.

M. Baillet est du même avis. Enfin, M. Zundel dit également qu'il n'y a aucun danger pour l'homme à consommer les viandes des animaux sacrifiés au début de l'affection. Mais il ajoute « qu'il est plus prudent, en cas de peste bovine, d'interdire complètement et d'une manière absolue la consommation de la chair des animaux abattus. »

Le colportage de ces viandes peut devenir des éléments de contagion et propager la maladie. Aussi, croyons-nous qu'il est plutôt du ressort du service des épizooties de s'occuper de cette grave question qui intéresse au plus haut point l'agriculture de notre pays et de prendre toutes les mesures que la police sanitaire indique en pareille occurrence.

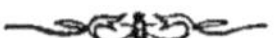

CHAPITRE VIII

MALADIES MICROBIENNES (SUITE)

§ 1. *Tuberculose.*

La tuberculose est-elle vraiment contagieuse ?

Cette affection qui est caractérisée par la présence de granulations ou tubercules dans les différents viscères, notamment le poumon, peut-elle se transmettre à l'espèce humaine par l'ingestion des viandes infectées ?

Questions graves qui tourmentent actuellement le monde savant et qui sont certainement faites pour nous effrayer.

N'est-il pas en effet épouvantable de constater dans les statistiques annuelles les ravages de la phthsie ? N'éprouvons-nous pas un serrement de cœur bien naturel quand nous reportons notre pensée sur la lente agonie d'un jeune poitrinaire (1) ?

Ah ! s'il était possible de délivrer l'espèce humaine de ce redoutable fléau ! Mais soyons patients et ayons confiance dans l'avenir !

---

(1) Dès les vingt à vingt-cinq premières années, vers la vie adulte, la phthisie a déjà enlevé à elle seule le dixième de la population. De quinze à trente ans, près de la moitié des décès sont son œuvre (Bertillon). Plus de cent soixante mille individus, en France, sont la proie annuelle de cet agent dévastateur ; à Paris, seulement, on estime de quinze à dix huit cents, le nombre de ses victimes ; à chaque jour de l'année, la phthisie couche dans la bière quatre cent quarante victimes françaises (Villemin). Extrait d'une brochure *sur la nature parasitaire de la tuberculose*, par Zundel.

La phthisie n'existe que sur des espèces zoologiques déterminées et les prétendus tubercules que les auteurs anglais ont pu rencontrer sur des nombreux mammifères, sur des reptiles et des poissons, doivent être rangés parmi les néoplasies.

Le tubercule phthisique représente une certaine étape ou degré d'une forme d'inflammation particulière. On ne peut le considérer comme néoformation que dans le sens de néoformation inflammatoire. L'inflammation qui produit le tubercule est ordinairement causée par des légères irritations. L'exsudation est très riche en cellules et présente parfois de très grands corpuscules ressemblant à des noyaux (Rindfleich) qu'on peut regarder comme à peu près caractéristiques de ce processus. Ces produits résistent à la résolution et restent dans les tissus ; ordinairement une transformation dégénérative s'ensuit, le plus souvent la dégénérescence caséeuse. Si le processus atteint un certain degré, des cellules géantes apparaissent constituant le véritable tubercule (1).

« Dans bien des formes de tubercules, la cellule géante est au bord (2) ; dans d'autres, il n'y en a pas ; beaucoup ont une forme ovale ou des contours tout à fait irréguliers. Ici aussi je soutiens que la cellule géante n'est que de la lymphe coagulée qui remplit par sa substance une certaine partie du réticulum dans lequel elle se trouve. Souvent, à mesure que

---

(1) Les cellules épithélioïdes résultent de la prolifération des cellules plates du tissu conjonctif ou des endothéliums, déterminée par une irritation peu intense et continue.

Les cellules géantes se forment par la soudure des cellules épithélioïdes dans les espaces étroits : vaisseaux, mailles de l'épiploon, alvéoles pulmonaires.

Les cellules géantes sont des éléments dépourvus de toute individualité et de toute activité vaso-formative (Conclusions de M. Laulanier).

(2) Communication du Dr Frédéric Trèves au Congrès de Londres.

la masse se transforme, le stroma réticulé revient en vue et alors on peut voir qu'il est relié au tissu ambiant par les prolongements des cellules géantes (1). »

L'homme est certainement le plus atteint par cette affection meurtrière, puisque, d'après le docteur L. Vacher, la phthisie frappe un cinquième de la population parisienne. En France seulement, il meurt chaque année plus de cent soixante mille individus. Il est donc utile de rechercher si la tuberculose des bovidés est capable de se transmettre à l'homme soit par l'ingestion de la viande de boucherie, soit par celle du lait. L'espèce bovine possède à un haut degré l'aptitude à contracter la tuberculose, principalement la vache laitière, à laquelle notre civilisation demande du lait en trop grande quantité. Nous étudierons donc succinctement les travaux accomplis, dans ces dernières années, sur la contagion de cette maladie par l'ingestion ou l'inoculation de la matière tuberculeuse.

Contagion. — On n'a pas encore établi d'une manière exacte la contagion de la tuberculose par cohabitation des animaux dans un même local. Quelques auteurs ont bien, il est vrai, à l'instar de ce qui a été fait pour l'homme, admis la possibilité de la transmission de cette maladie par la vie commune des deux phthisiques. Mais si, malgré les travaux des Cruzel, Bouley, Viseur, Chauveau et autres, cette question est toujours pendante, il n'en est pas de même de la contagion par l'inoculation de la matière tuberculeuse.

M. Villemin a démontré, en 1865, que l'introduction, à

---

1) Le tubercule vrai ne peut être distingué de ceux qui lui sont objectivement semblables, que par l'élément virulent qu'il renferme.

Le tubercule phthisique n'a pas de caractères anatomiques spécifiques, il diffère des autres histologiquement semblables, par ce caractère fondamental qu'il est inoculable (Laulanier).

des lapins, de la matière tuberculeuse d'un phthisique mort
à l'hôpital, donnait au bout de quelques semaines, à l'autopsie des animaux, des tubercules sur les poumons, la rate
et les reins. Il continua ses expériences sur des agneaux, des
chiens, des chats, et n'obtint pas de résultats bien significa-
tifs. Enfin, il inocula des dépôts crétacés d'une vache à un
lapin qui présenta, au bout de quelque temps, des tubercules
dans les poumons et les viscères.

M. Colin, d'Alfort, reproduisit les expériences de M. Villemin, mais avec plus de succès ; il parvint, en effet, par des
inoculations multiples de matière tuberculeuse à des lapins
et des agneaux, à avoir des tubercules parfaitement caractérisés. Il n'obtint rien avec la matière crétacée.

Le tubercule de la vache fut même inoculé par des médecins de Grèce à un homme âgé de 55 ans, atteint de gangrène et voué à une mort certaine. L'autopsie, pratiquée
trente-huit jours après l'inoculation, fit découvrir sur le
poumon un certain nombre de tubercules à leur premier
degré de développement.

La contagion par l'inoculation de la matière tuberculeuse
étant pleinement démontrée, il ne restait plus à savoir si l'introduction du tubercule dans les voies digestives était capable
de produire la tuberculose.

M. Chauveau a résolu affirmativement cette question en
faisant avaler à des veaux de la matière tuberculeuse prise
sur l'homme ou sur la vache. Au bout de quatre mois et demi
tous les veaux avaient des tubercules.

Enfin, les dernières expériences de M. Toussaint sur l'inoculation du sang provenant d'un phthisique (1), a jeté un jour

---

(1) M. Toussaint a trouvé, après culture du sang d'une bête tuberculeuse et
de la pulpe des ganglions, un microbe un peu plus petit que celui du choléra
des poules, de 0m.0001 à 0m.0002 de diamètre.

tout nouveau sur la question. La sérosité extraite d'une viande cuite à point a donné les mêmes résultats.

Nous dirons plus, l'ingestion du lait cru a communiqué à des porcs, la tuberculose ; mais on n'a pas encore constaté un seul cas où la phthisie de l'homme ait pu être attribuée avec quelque sûreté ou probabilité à une infection du genre de celles qui nous occupent.

Caractères du tubercule. — Le tubercule se rencontre sur le poumon, les plèvres, le péricarde, dans les ganglions, les organes génitaux, l'intestin, le cerveau, etc., et même d'après quelques-uns dans l'épaisseur des muscles.

Il se montre sous la forme de petites masses rondes de grosseur variable, isolées ou agglomérées. Caractérisées dans le commerce de la boucherie sous le nom de *gravelle*, les tubercules sont quelquefois en si grande quantité qu'on est obligé, lors de l'habillage des animaux, d'arracher toutes les plèvres costales et même le diaphragme, afin de parer la marchandise.

Le tubercule phthisique est de couleur grisâtre, dur et criant sous l'instrument tranchant. Il se calcifie au bout d'un certain temps ou même subit le ramollissement.

M. le professeur Koch, de Berlin, a émis l'opinion que l'élément contagieux de la phthisie était une bactérie dont la longueur n'atteint pas plus du quart du diamètre d'un globule du sang : elle ressemble beaucoup à celle de la lèpre.

M. Koch les a trouvées dans les nodules tuberculeux du poumon, de la rate, des reins et du foie, de même que dans les produits de la méningite tuberculeuse et d e l atuberculose intestinale.

Il les cultive sur la gélatine et démontre ensuite qu'elles sont bien seules l'agent de la contagion.

Les bacilles de la tuberculose ont besoin, pour leur propagation, d'une chaleur douce de 30 à 40 degrés. Les matières expectorées par les malades phthisiques sont des plus infectieuses et la dessiccation ne détruit nullement leur virulence.

Au début, le tubercule est formé de cellules embryonnaires accumulées vers un point et qui dévient bientôt de la normale physiologique pour dégénérer et se transformer en granulations blanches, grisâtres et quelquefois jaunâtres.

La granulation peut être isolée ou agglomérée, on a alors ces amas de tubercules qui englobent quelquefois le poumon et le cœur et forment, dans la poitrine, de véritables grappes semblables à des stalactites.

Dans le tubercule adulte, il y a deux zônes distinctes, l'une de prolifération composée de grandes cellules et de vaisseaux, l'autre constituée par des éléments qui s'atrophient au centre.

Lorsque le tubercule est mort, le centre devient caséeux et agit en irritant à la manière du pus d'un abcès; puis il se calcifie comme chez les ruminants et subit enfin le ramollissement.

Usage de la viande. — MM. Reynal et Colin disent que la viande des animaux phthisiques est inoffensive. Gerlach ne partage pas leurs avis et affirme au contraire qu'il y a danger d'en manger.

Zürn, Bollinger, ont fait développer la phthisie par l'ingestion de la viande provenant d'un bœuf tuberculeux.

D'après ces auteurs, on voit qu'il serait prudent et sage d'éloigner de la consommation la viande d'animaux phthisiques. M. Baillet ne juge pas tout à fait ainsi dans son traité d'inspection et croit qu'on peut laisser consommer les animaux de première qualité, lors même qu'ils ont quelques tubercules sur les poumons et sur les plèvres. Il ne conseille la saisie qu'autant que la tuberculose est accompagnée d'un état d'étisie extrême.

Dans sa deuxième édition, page 430, il est plus affirmatif encore et dit qu'il suffit chez les animaux gras de retirer de la consommation les parties envahies par les tubercules.

Cette ligne de conduite tracée par l'inspecteur des viandes de la ville de Bordeaux a de tous temps été suivie aux abattoirs de Paris, sans jamais soulever d'objection.

M. Galtier ne juge pas autrement dans sa police sanitaire.

M. Moulé, vétérinaire inspecteur principal de la boucherie, dont nous sommes heureux de citer les paroles, se range du côté des contagionistes, « car il voit des expérimentateurs et des plus éminents, tels que MM. Bollinger, Bouley, Chauveau, Gerlach, Villemin, etc., admettre comme possible ce mode de transmission. Non pas qu'on puisse regarder le tissu musculaire comme virulent par lui-même, car il ne renferme pas de tubercules ou du moins ils sont extrêmement rares, mais parce que la viande de boucherie peut renfermer des ganglions malades. De plus, les parties couvertes par la plèvre, le péritoine, ne sont pas toujours complètement débarrassées de leurs éléments tuberculeux ; et quelquefois les viscères mêmes ne sont pas rejetés de la consommation, surtout lorsque les lésions sont assez peu apparentes pour échapper à un examen superficiel. D'un autre côté, non seulement la viande agirait par la matière tuberculeuse qu'elle peut contenir ; mais peut-être aussi le sang qu'elle renferme pourrait-il être le véhicule des éléments tuberculeux et devenir ainsi une cause de contagion.

Il est vrai qu'on pourra nous objecter que la cuisson détruit complètement le principe virulent ; mais, dit M. Chauveau, cette propriété destructive n'appartient qu'à une cuisson parfaite et la cuisson, telle qu'elle est pratiquée dans nos usages culinaires, n'entraîne pas toujours la destruction de tous les germes virulents contenus dans un morceau de viande.

Peut-être nous objectera-t-on encore que la transmissibilité de la phthisie, chez les animaux, n'établit pas la contagion chez l'homme. Mais à cela, nous pourrons répondre que l'homme, qui a déjà une aptitude si malheureuse à la tuberculisation, deviendra plus facilement tuberculeux par l'ingestion de viande provenant d'animaux phthisiques, que les espèces animales, qui sont, pour ainsi dire, réfractaires à cette transmission. Et cela nous paraît d'autant plus probable que M. Chauveau a dit : entre la tuberculose humaine et bovine il y a une très grande ressemblance, même marche, mêmes symptômes, même gravité, mêmes lésions ; cet ensemble donne à penser.

D'après ce que nous venons de dire, on peut donc craindre et avec juste raison, que la consommation de viande provenant d'animaux phthisiques ne soit une des causes de la propagation de cette affection parmi l'espèce humaine, d'abord, parce qu'elle peut être une cause directe de contagion et ensuite parce que, vu le peu d'éléments nutritifs qu'elle possède, elle peut prédisposer à la phthisie comme toute cause débilitante. »

Notre confrère a fort bien apprécié le danger des viandes tuberculeuses ; cependant nous pensons qu'avant de pouvoir retirer de la consommation des animaux de première qualité, pourvus, il est vrai, de quelques tubercules sur les plèvres, il nous faut des expériences concluantes sur lesquelles la contradiction ne puisse intervenir.

Le refus de la viande tuberculeuse entraîne fatalement celle du lait des animaux atteints de cette affection ; et comme il sert de nourriture à l'enfance et aux malades, quel sera l'effroi de la population, le jour où la science aura pleinement démontré le danger qu'il y a de prendre le lait provenant de vaches tuberculeuses ?

Comment reconnaître le lait des animaux malades ? L'aliment des enfants sera désormais suspect (1).

Dans l'état de santé où se trouvent généralement les vaches de nos étables, surtout aux environs des grandes villes, dit le Dr Burggraeve, combien d'enfants ne devraient devenir phthisiques, s'il n'y avait d'autres causes que celles-là ? Il est vrai qu'il s'agit souvent de vaches dont les pis sont frappés d'ulcérations. Quoi d'étonnant que le lait soit contaminé ? Mais est-ce là un virus tuberculeux ou simplement de la matière septicémique. Si tout est incertitude quant au virus tuberculeux, tout est obscurité quant au mode de contagion.

Il en est de même des chairs d'animaux phthisiques. Non que nous blâmions la prudence des vétérinaires-inspecteurs qui récusent pour la boucherie, les parties pourvues de tubercules, mais afin de faire voir que rien n'est démontré quant au virus ou aux germes tuberculeux.

M. Zundel dit que « si la tuberculose se trouve localisée et que l'animal est bien en chair, même gras, on peut généralement enlever la région affectée, qui souvent n'est qu'une portion de séreuse, un lobule du poumon ou du foie et on peut autoriser la vente des quartiers à l'étal ordinaire. Pour peu que la tuberculose soit un peu générale, mais sans trop de marasme de la bête, s'il n'y a pas de dépôts caséeux dans les ganglions ou dans les poumons, si la tuberculose est sèche on peut encore permettre la consommation, mais la vente ne

---

(1) Klebs et Gerlach ont fait développer des tubercules sur un chien par l'ingestion du lait.

Bollinger a obtenu les mêmes résultats sur trois cochons.

Viseur dit que le lait de vaches tuberculeuses donne la diarrhée et est épuisant.

doit pas s'en faire à l'étal ordinaire du boucher mais bien à ce qu'on appelle la *Freybanck*. »

Néanmoins si, comme on l'indique actuellement, la contagion de la tuberculose à l'homme est de toute évidence, il n'y a plus lieu de s'arrêter à l'enlèvement des parties envahies par la matière tuberculeuse, il faut provoquer une loi afin de prévenir tous les bouchers et les marchands de bestiaux que désormais les viandes provenant d'animaux tuberculeux seront saisis sans retour. De plus, on doit insister auprès de l'administration pour que les viandes foraines, à bon droit suspectes, soient expédiées vers les grands centres d'approvisionnement, en quartiers avec les poumons adhérents.

Il y a tout lieu, en effet, depuis les découvertes de Koch sur la nature parasitaire de la tuberculose, d'admettre, comme cause possible d'infection de l'homme, la consommation de viande ou de lait provenant d'animaux tuberculeux.

CHAPITRE IX

MALADIES PARASITAIRES. — LADRERIE. — ÉCHINOCOQUES.
TRICHINOSE.

§ 1. *Ladrerie*.

Cette affection, dit M. Colin, d'Alfort, est connue depuis
longtemps et sans s'arrêter aux Egyptiens et à Moïse qui ont
interdit l'usage de la viande de porc dans l'alimentation, nous
voyons que les cuisiniers du temps d'Aristophane exami-
naient, avant de préparer la tête de porc, si la langue n'avait
pas de grêlons. Mais qu'est-il besoin de remonter si haut
puisque c'est seulement en 1850 qu'on a comparé la tête du
tænia solium avec celle du cysticerque et qu'on a établi ensuite leur similitude ?

Nous ne parlerons pas dans cette étude des causes de cette
affection et nous arriverons tout de suite à dire que le porc
contracte la ladrerie en mangeant dans les excréments de
l'homme les œufs du tænia solium. Quelques auteurs comme
Lafosse croiraient à l'hérédité! Nous ne discuterons pas cette
hypothèse.

Il y a dans un seul tænia douze à quinze millions d'œufs ;
la contagion est donc facile. Ce sont les porcs qui vivent en
liberté qui sont le plus frappés de la ladrerie.

Ainsi les porcs limousins, berrichons, auvergnats, russes,
autrichiens et polonais tiennent le premier rang et offrent ordinairement 8 à 10 0/0 d'animaux ladres.

Ceux du Morvan, du Bourbonnais, de la Marche, de la Gascogne, du Nivernais, de la Bretagne et de la Hongrie en ont
bien moins, 4 0/0 environ.

Enfin les Manceaux, les Normands, les Vendéens, les Marseillais, les Bourguignons, les Champenois, les Vosgiens et les Lorrains en sont dépourvus. Ce n'est, en effet, qu'à de rares exceptions que les langueyeurs constatent sur eux la ladrerie.

Quand un porc avale, dans sa nourriture, des proglottis ou cucumérins chargés d'œufs, les œufs éclosent et il en sort un embryon muni de six crochets avec lesquels il chemine et perce les tissus. Arrivés dans les muscles, les embryons perdent leurs stylets pour s'armer de crochets plus solides. Leur tête s'invagine complètement et on ne voit plus alors qu'un point blanc gros comme un grain de millet, flottant dans un kyste plein de liquide.

Ce cysticerque introduit dans l'intestin de l'homme donne naissance au tænia solium qui est l'état parfait de cette larve. « En effet, il se développe rapidement et ne tarde pas à produire un strobile pouvant mesurer plusieurs mètres de longueur et composé d'un nombre considérable de proglottis. Ces proglottis constituent autant d'animaux sexués capables de produire des œufs (1). »

Le cysticerque ladrique donne le ver solitaire à l'homme, nul doute à ce sujet. Kucheimeister fit prendre des cysticerques ladriques à une femme condamnée à mort et trouva à l'autopsie des tænias jeunes.

Leuckart donna des scolex à un jeune homme qui, trois mois après, rendait deux tænias de grande longueur.

Si l'œuf du tænia est avalé par l'homme, il peut quelquefois, dans des conditions particulières. reproduire le cysticerque qui va se loger partout, jusque dans l'œil.

---

(1) Landrin et Morice, *Manuel de thérapeutique dosimétrique vétérinaire.*

Le cysticerque ladrique est un helminthe cestoïde enveloppé d'une membrane remplie de liquide ; la tête est invaginée à la manière d'un bonnet de coton et est pourvue de quatre ventouses avec une couronne de vingt-deux à vingt-huit crochets. Chaque crochet ressemble à une faucille ayant un manche et une lame assez large.

Quelquefois, les cysticerques forment, dans la viande, de véritables abcès avec pus crémeux ; ils peuvent même, avec le temps, se remplir de matières calcaires.

La viande de porc atteinte de ladrerie est toujours retirée de la consommation, à cause des accidents qui peuvent être le résultat de son ingestion. Donné aux autres animaux le cysticerque meurt et ne produit rien.

Cependant la viande bien cuite peut, sans danger, servir à l'alimentation de l'homme, car d'après Perroncito, le cysticerque ne résiste pas à une température de 70°.

Langueyage. — On sait que la langue du porc est un lieu d'élection pour le cysticerque ladriqre et que c'est ordinairement là, pour ne pas dire toujours, qu'il vient se placer de préférence en premier.

De là tout un service spécial d'hommes qui ont nom langueyeurs et qui ont pour mission d'examiner sur l'animal vivant si la langue ne possède pas de petits grains.

Mais il peut se faire qu'un porc soit reconnu ladre à l'autopsie bien que n'ayant pas de son vivant présenté de grains sous la langue. On peut encore épingler les grains de ladre, les retirer avec la pointe d'un couteau, afin de tromper l'habileté du langueyeur. Le service du langueyage n'a donc rien d'absolu.

Cependant il est règlementé dans plusieurs villes ; ainsi à Bordeaux, le langueyage est facultatif mais surveillé. Tout porc reconnu ladre est marqué LD et sort de la ville. Tout langueyeur qui cache sciemment la ladrerie lors de l'examen des porcs placés en vente est mis à la porte du marché.

A Lyon, c'est plus radical ; tout porc reconnu ladre est saisi vivant sur le marché. Cette mesure a eu pour but d'éloigner de la ville les porcs atteints de ladrerie.

A Paris, le langueyage est libre et n'est pas contrôlé ; néanmoins tous les porcs ladres sont vendus pour la banlieue à cause de l'inspection sérieuse des abattoirs et de la visite des viandes aux portes et aux gares de chemin de fer.

C'est surtout au triangulaire du sternum que l'examen se fait avec quelques garanties sur les porcs ouverts et préparés pour la vente. Si les animaux sont fendus en deux on trouve principalement le cysticerque dans les muscles du cou.

Ladrerie du bœuf. — La ladrerie du bœuf a été observée également par quelques auteurs. Vainement nous l'avons cherchée, depuis six ans, sur les bœufs italiens, africains, sardes, dans la chair desquels on devait, dit-on, la rencontrer en grand nombre.

La tête de ce cysticerque est dépourvue de crochets. Avalée par l'homme, elle reproduirait le tænia mediocanellata. La viande crue donnée aux enfants, comme remède antidiarrhéique, serait principalement la cause du développement de ce tænia. D'après M. Mégnin, il est le point de départ du cysticerque ladrique ?...

§ 2. *Echinocoques.*

On rencontre les échinocoques dans les organes variés (mésentère, foie, poumons) de l'homme, des ruminants, du porc et du lapin.

Lorsqu'un œuf est avalé, il naît un embyron muni de six

crochets qui va chercher un endroit propice pour évoluer et devenir hydatide.

La vésicule peut rester simple, ou bien elle se cloisonne avec une tête dans chaque loge. Il peut se faire également que la vésicule n'ait pas de scolex dans son intérieur ; elle prend alors le nom d'encéphalocyste.

Quand on ouvre un échinocoque, on voit ordinairement, à la surface de la membrane interne, des bourgeons qui sont autant de têtes de tænia. Quelquefois ces petits bourgeons, à peine visibles à l'œil, se détachent de la paroi et nagent dans le liquide de l'échinocoque. Examinés au miscroscope avec un grossissement de 600, ces petits grains réprésentent des scolex munis de ventouses et de crochets.

Sur certains foies de lapins, il existe aussi une petite vésicule remplie de liquide, semblable au cysticerque ladrique, et qui renferme dans son intérieur un point blanc dont l'examen microcospique laisse voir une tête avec ventouses et crochets (*cysticerque pisiformis*).

Dans l'intestin des moutons on trouve appendu au mésentère une boule d'eau qui est le *cysticerque tenuicollis*.

Les crochets des échinocoques diffèrent notablement de ceux du cysticerque ladrique : les premiers au nombre de 30 à 36 sont plus longs, moins recourbés et montrent une apophyse médiane très développée. Ceux du cysticerque du porc qui varient de 24 à 28, offrent les signes opposés.

Les organes qui renferment des échinocoques sont en partie rejetés de la consommation. Ils ne peuvent servir qu'à la nourriture des animaux domestiques.

§ 3. *Trichinose.*

Historique. — En 1860, le docteur Zeuker eut l'occasion de procéder à l'hôpital de Dresde, à l'examen nécroscopique d'une jeune fille que l'on supposait avoir succombé à une fièvre typhoïde. Aucune des lésions de la maladie ne fut rencontrée, mais on constata que les muscles étaient envahis par des vers particuliers. Des vers du même genre avaient été aperçus pour la première fois à l'état d'enkystement chez un homme, par le docteur J. Helson, de Londres qui, du reste, n'avait pas reconnu la nature des granulations. Ces parasites ont, en réalité, été découverts par le célèbre médecin B. Owen, qui leur a donné le nom de trichina spiralis (1835).

Jusqu'en 1860, on considérait ces parasites comme inoffensifs. La mort de la jeune fille de Dresde changea la manière de voir des médecins (1).

On fit une enquête sérieuse et on apprit alors que plusieurs personnes malades avaient mangé de la viande d'un porc farci de trichines.

Dès ce moment, la cause étant connue, on a observé plusieurs épidémies de trichinose : les plus graves et les plus célèbres furent celles observées à Hellsœdt, en Saxe, 1863, où, sur 153 personnes atteintes par la maladie, 28 moururent ; et à Hedersleben où, sur 300 sujets atteints, plus de 100 succombèrent.

Dans tous ces cas, il fut constamment démontré que l'affection était due à l'usage de porcs dont les muscles étaient remplis de trichines.

La trichine et ses différents états. — La trichine a deux périodes distinctes constituant deux états différents. La trichine musculaire est un ver nématoïde, sans organes sexuels et par conséquent incapable de se reproduire. Roulée en spirale et formant deux à trois tours, cette trichine est ordinairement

---

(1) Burggraëve, *Histoire de l'anatomie.*

seule dans un kyste. Cependant on peut en trouver quelquefois deux, trois et même quatre.

Le kyste est une vésicule ovoïde à deux enveloppes distinctes : la première régulière, la deuxième avec des prolongements à ses deux pôles. Ces appendices sont en partie cachés par des amas de cellules graisseuses qui occupent les extrémités des kystes et remplissent l'écartement des fibres musculaires.

Le suc gastrique dissout les kystes qui sont avalés avec la viande et les trichines libres dans l'intestin deviennent aussitôt sexuées. Les femelles ovovipares, très fécondes, donnent naissance à des embryons qui, d'après Leuckart, peuvent atteindre le chiffre de cent. Cette trichine intestinale traverse les viscères pour se rendre dans les muscles striés où elle s'enkyste en attendant, avec une nouvelle ingestion, une nouvelle métamorphose Si, au contraire, l'animal, dans les muscles duquel elle est enkystée, vit longtemps, le kyste devient opaque, puis calcaire avec un contenu granuleux.

La résistance des trichines est considérable comme celle, du reste, de tous les helminthes. Un froid de 25 degrés ne les tue pas instantanément, de même qu'il faut une température de 70 degrés pour être sûr de faire mourir les trichines. M. Laborde a publié des renseignements d'après lesquels des trichines auraient résisté à 118 degrés dans un jambon salé.

Le professeur Cornil constate qu'un jambon de douze livres après six heures et demie de cuisson, n'atteint que 60 degrés au centre ; il faut dix heures d'ébullition pour arriver à 85 degrés. Il n'y a donc pas lieu, dit M. Testelin, partisan de l'examen micrographique, d'avoir, dans la cuisson, une confiance absolue, quels que soient ses avantages.

« La mort de l'animal hôte, dit M. Zundel, n'entraîne pas

la mort des trichines qui logent dans ses muscles ; M. Rodet
a trouvé des trichines vivantes dans les chairs d'un lapin
mort depuis sept jours et M. Brusasco a vu des trichines se
développer dans ces conditions encore après cinquante
jours. »

Trichinose humaine. — Les symptômes de la trichinose
sont caractérisés chez l'homme par un sentiment de lassitude
et de souffrance avec dérangement de la digestion ; il y a
légère tympanite et inappétence, des vomituritions avec des
coliques ; le bas-ventre est surtout très sensible ; au début, il
y a toujours de la diarrhée, plus tard, souvent de la consti-
pation. Dès que l'appareil musculaire est atteint, on constate
que les fibres perdent de leur contractilité, d'où une certaine
paralysie, de la raideur avec douleur, et toujours une forte
fièvre consécutive, proportionnée au nombre de trichines
qui voyagent. Les muscles de la respiration et ceux de la
déglutition souffrant aussi, on constate presque toujours de
la dypsnée, de la dysphagie, de l'angine avec enrouement,
voire même de la bronchite. Il y a de l'œdème général, mais
surtout un œdème de la face, du pourtour des yeux, d'où une
figure bouffie et empâtée. La nutrition se fait mal, bien des
produits délétères ne sont plus excrétés, d'où une espèce
d'intoxication simulant les symptômes du typhus et provo-
quant des insomnies.

L'émaciation des malades est grande ; ils perdent de
15 à 20 kilogrammes en peu de jours.

« La marche de la trichinose humaine est plus ou moins
rapide et sa durée plus ou moins longue, selon le degré de
l'infection. Dans les cas bénins, elle dure au moins cinq
semaines ; dans les cas graves, la maladie dure jusqu'à quatre
mois et plus. C'est l'enkystement de la trichine musculaire
qui constitue la fin de la trichinose. La mort est l'effet de la

paralysie respiratoire, de l'altération générale de la nutrition, de l'épuisement général des malades. Les trichines musculaires restent vivantes après que les symptômes de la trichinose ont disparu et elles peuvent être fort nombreuses sans que pour cela le malade s'en ressente directement (1). »

Psorospermies. — On ne peut confondre les trichines avec les concrétions calcaires de stéarine ou de margarine qui se forment pendant le fumage des jambons. Virchow a aussi signalé des concrétions d'une substance semblable à la guanine, qu'il ne faut pas prendre pour des kystes trichines.

L'existence de ces concrétions, dans les interstices musculaires, dit M. Augustin André au *Bulletin de la société médicale de Charleroi* (septembre 1881), ne doit pas rendre la viande insalubre et dangereuse à manger, mais il est hors de doute, que la consommation en est au moins désagréable et même impossible, car elle croque sous la dent, comme si elle avait été saupoudrée de sable fin.

MM. Arloing et Cornevin ont signalé tout récemment des concrétions d'origine albuminoïde dans les muscles du porc. Ce sont, disent-ils, « des petites masses blanchâtres de la grosseur d'un grain de millet à celle d'un poids, irrégulières, arrondies ou bosselées, dures, criant sous le scalpel. »

On trouve encore, d'après Vehenkel, dans la viande fumée d'Amérique, même celle non atteinte de trichines, des corpuscules globuleux fort réfringents, à structure radiaire et pourvus d'un noyau central, de coloration foncée.

Dans la viande affectée de trichines, ces productions sont surtout disposées autour de ces parasites dont elles peuvent masquer la présence.

---

(1) A. Zundel, *Les dangers de la trichinose étudiés au point de vue de l'hygiène publique et de la police sanitaire.*

On ne les confondra pas également avec les psorospermies (corspuscules de Rainey ou utricules de Miescher) considérées par Kühn et beaucoup de savants, comme des microphites désignés sous le nom de *synchitricum miescherianum* et par Gerlach et d'autres, comme étant de nature animale.

Chez le porc, ces corpuscules assez courts dépassent en longueur les kystes des trichines. Placés dans le sens des fibres, ces éléments n'occupent pas toute leur épaisseur et semblent, d'après Poincaré, habiter une zône de la cavité du sarcolemme, tant ils sont adhérents à la fibre.

Pour Davaine, ce sont des cellules allongées formant dans le tissu musculaire des points ou des stries grisâtres. Elles ont de 2 à 10 millimètres de longueur sur un millimètre d'épaisseur environ. Elles sont pourvues d'une enveloppe ou tégument résistant entouré de cils courts non vibratils.

A un fort grossissement on constate que le tégument est constitué par des petits corpuscules semi-lunaires.

Ces utricules paraissent se rapprocher le plus de ces corpuscules qu'on trouve dans le foie du lapin, du chien, de l'homme et dont la place zoologique n'est pas encore déterminée.

On n'a pas constaté que ces éléments nouveaux aient produit des maladies.

Depuis que nous examinons les salaisons au microscope, nous avons pu nous convaincre que les psorospermies sont très communes et qu'elles existent d'une manière constante dans les jambons salés et fumés de provenance étrangère.

Pour bien voir la trichine au microscope, il faut employer un grossissement de 130 à 140 de diamètre et prendre, avec un rasoir, bistouri ou même des ciseaux fins, une petite parcelle de tissu musculaire qu'on écrase, après l'avoir imbibée d'eau ou de glycérine, entre deux lames de verre; on obtient

ainsi une transparence parfaite. Si on veut conserver la préparation, on colore avec du picro-carminate d'ammoniaque
et on scelle avec de la paraphine ou de la cire dissoute dans
l'alcool.

Etiologie. — On ne connaît pas d'une manière exacte les
animaux qui servent de véhicule à la trichine. On trouve, il
est vrai, des trichines sur le rat, les souris, la taupe, le hérisson et même, dit-on, le crapaud, la grenouille et le lombric
terrestre. On en conclut alors que le porc peut, en mangeant
ces divers animaux, contracter la trichinose. Enfin, il faut faire
entrer également, dans une certaine mesure, l'ingestion des
excréments de l'homme contenant des trichines intestinales.

M. Colin, d'Alfort, explique que les rats prennent les trichines dans les déjections de l'homme et des animaux, dans
les débris de boucherie mêlés aux eaux d'égout et aux fumiers. La trichinose est, dit-il, une maladie d'échange, que
nos connaissances actuelles nous montrent circulant entre le
rat, le porc et l'homme, sans qu'on puisse dire où le cercle
commence et où il finit.

Chez le chien, Leuckart a annoncé que les trichines arrivent à l'état parfait dans l'intestin, mais sans gagner les muscles.

Nous avons vu, au laboratoire des hautes études, des trichines chez le varran (lézard d'Afrique) qui se distinguaient
nettement de celles du porc par leur volume plus considérable et un kyste plus rond.

Salaisons américaines. — Les salaisons américaines ont
pris depuis quelques années, une importance capitale, à tel
point que toutes les villes de France, même les plus pauvres
campagnes, les consomment journellement.

Sans être une marchandise de luxe, ces salaisons ont rendu
un grand service à la classe ouvrière, toujours limitée dans

ses dépenses ; aussi, plusieurs économistes n'ont pas admis la prohibition complète de cet aliment de première nécessité.

La fabrication de ces salaisons est une industrie toute spéciale, née de l'énorme quantité de porcs gras amenés sur les principaux marchés des Etats-Unis. « Tous les porcs à tuer se trouvent réunis dans une espèce de parc où, pressés, ils viennent se présenter à l'unique porte de sortie. Là, au fur et à mesure de leur arrivée, ils sont assommés, tombent sur un plancher à claire-voie, où ils sont saignés et arrivent exsangues dans une chaudière d'eau bouillante, dont ils sont rejetés par une trappe pour passer sur des brosses en chiendent. Ils sortent de là, blancs comme neige, arrivent entre les mains de deux hommes qui les suspendent à une potence. Puis un voisin ouvre l'abdomen et la poitrine, les passe à un autre qui, au moyen d'un gant en fer, enlève tout l'intérieur qui est reçu dans des wagons *ad hoc*. Les porcs, divisés en deux par la section mécanique de la colonne vertébrale, arrivent au refroidissoir (1). »

Peu de temps avant l'expédition et sa mise en morceaux, la viande de porc d'Amérique est saupoudrée de sel et précipitée dans la saumure pour subir ensuite le fumage avec l'acide pyroligneux.

Mesures prophylactiques. — La salaison et la fumaison peuvent-elles anéantir la trichine? Les uns, et c'est le grand nombre, reconnaissant à la trichine une résistance vitale considérable, veulent que ces opérations ne soient pas faites assez complètement pour tuer le nématoïde.

M. Wurtz soutient que la salure profonde (*fully-cured*) est

---

(1) Augustin André, *Essais sur les salaisons américaines.*

la condition principale qui atténue, dans une très forte mesure, le danger de la trichinose.

« Les viandes (*fully-cured*) salées à fond se reconnaissent aux caractères suivants : aspect extérieur grisâtre, fermeté au toucher ; lors du sondage, odeur franche se rapprochant de celle de la noisette. » (Pasteur.)

« Les salaisons américaines, lards, jambons, épaules et filets, que j'ai pu soumettre à mon examen peu de temps après leur arrivée en France et leur saisie ne m'ont fait voir que des trichines mortes. Leurs kystes trichinés étaient cependant d'un très bel aspect, réguliers, à délimitation nette. Des échantillons pris au centre des pièces saisies à Lyon, à Paris et à Bordeaux, ont été avalés par des séries de moineaux, de rats, de lapins, sans que dans l'intestin de ces petits animaux aucune trichine se soit déroulée après la dissolution de son enveloppe et ait exécuté de mouvements appréciables. Toutes ces pièces n'offraient que des trichines mortes depuis un temps indéterminé ; elles auraient pu être, sans le moindre inconvénient, livrées à la consommation (1). »

M. Colin, bien que ne croyant pas au danger de la trichinose, dit en terminant son article qu'il serait sage de surveiller encore ces salaisons si les mesures de prohibition qui les frappent étaient rapportées, mais il n'indique pas le moyen qu'il préfère.

M. Augustin André, inspecteur en chef des abattoirs de Charleroi, a retrouvé des trichines intestinales libres dans des souris qu'il avait nourries avec de la viande trichinosée et conclut que les trichines sont bien et parfaitement vivantes dans la viande de provenance américaine.

---

(1) G. Colin, *Sur les trichines dans les salaisons.*

Par contre il y a des insuccès. MM. Louis, Zundel, Dèle, Davaine, Bollinger et Colin, n'ont pu réussir à obtenir le complet développement des trichines musculaires ingérées.

Au Sénat, lors de la discussion sur l'opportunité de la visite micrographique au moment du débarquement des viandes américaines, M. Wurtz, rapporteur, proteste énergiquement contre l'assertion d'après laquelle les viandes d'importation compromettraient la santé publique.

« Ce sont, dit-il, des suppositions que vous faites, mais les faits sont là. En 1878, 1879 et 1880, on a consommé en France 90,000,000 de kilogrammes de viandes salées importées d'Amérique. Eh bien, pendant ces trois années, il n'y a pas eu un seul cas de trichinose. Vous n'avez donc pas le droit de dire que ces viandes empoisonnent le pays. »

Et plus loin : « Si la trichinose est, comme on l'a dit, un danger public, il est vraisemblable que les Etats-Unis devraient être ravagés ; or, les cas constatés en Amérique sont cependant très rares.

« Les cas devraient être aussi très nombreux en Angleterre et en Belgique où la consommation est dix fois plus considérable qu'en France. Et cependant, malgré les recherches des médecins on n'a constaté aucun cas de trichine, ni en Anglerre, ni en Belgique » (Rapport de M. Wurtz).

Les trichines dans les salaisons d'importation américaine sont toujours mortes et les accidents de trichinose signalés ont eu pour cause un porc indigène salé incomplètement.

Comme mesures prophylactiques, M. Zundel, qui a traité la question *ex professo*, repousse la prohibition absolue de toute importation de la viande de porc des pays suspects, à cause de l'hygiène qui réclame l'introduction d'une plus grande quantité de viandes dans l'alimentation publique.

Il dit également que l'inspection microscopique, si éten-

due qu'elle soit, ne suffit pas pour reconnaître tous les porcs
ou toutes les charcuteries trichineuses. Les inspecteurs ne
peuvent, en effet, visiter en détail tous les morceaux qui sont
soumis à leur appréciation.

Un ingénieur, M. de Paula Marquez, conseille de tuer les
trichines au moyen d'un froid intense de — 40°. A cet effet,
toutes les salaisons américaines seraient précipitées dans des
chambres réfrigérentes aux ports de débarquement.

Les expériences que M. le docteur Livon a faites à Marseille sur des viandes trichinées provenant de notre laboratoire des Batignolles, lui ont démontré, d'une part, que les
trichines, qui se déroulent complètement au contact d'une
chaleur de 43° n'opèrent plus, après avoir été soumises à un
froid de — 35°, les mêmes mouvements, sur la platine chauf-
fante. De plus, il a constaté que, dans les viandes congelées,
la substance protoplasmatique qui constitue l'animal était
segmentée et formait des vides dans l'enveloppe de la trichine.

MM. Bouley et Gibier déclarent, dans une communication
faite à l'Académie des Sciences, dans sa séance du 26 juin
1882, qu'on peut, au moyen du violet de méthylaniline, s'assurer si les trichines sont mortes ou vivantes dans les viandes
gelées par le procédé Marquez.

Dans le premier cas le nématoïde est fortement coloré, sa
mort ayant facilité l'imbibition des liquides, dans le second
il résiste à la teinture. On peut obtenir les mêmes résultats
avec le picro-carminate d'ammoniaque ou le bleu d'aniline.

A la suite d'expériences physiologiques faites avec ces
viandes sur des oiseaux, on a pu se convaincre que les trichines ingérées vivantes éprouvaient, dans l'intestin, un commencement de développement. La trichine morte par le procédé de congélation était digérée et ne laissait aucune trace.

13.

Néanmoins, puisque toutes les mesures générales que nous venons d'indiquer sont à peu près impuissantes contre la trichine, nous pensons avec M. Zundel qu'il n'y a que la cuisson capable de tuer le nématoïde. « C'est elle qui jusqu'ici a fourni l'immunité, car encore une fois, les viandes ne sont pas plus trichineuses, aujourd'hui qu'autrefois; il n'y a pas eu de nouvelle invasion. » (Zundel.)

CHAPITRE X

DIATHÈSE MORVO-FARCINEUSE. — MORVE LATENTE OU PULMONAIRE

La morve, avons-nous dit dans un chapitre précédent, est une maladie de toute la substance caractérisée par des lésions dans tous les organes et qui rend la viande des équidés éminemment insalubre.

Nous serons bref dans l'étude de cette question, car nous n'avons nullement l'intention de revenir sur les écrits de nos maîtres et de faire une étude critique de cette affection contagieuse. Nous dirons surtout ce que nous avons vu en examinant les nombreux chevaux présentés au service de l'hippophagie.

La morve n'a, jusqu'ici, jamais été guérie, et bien qu'il soit possible de faire disparaître quelquefois et chancre et glande, on doit considérer l'animal comme possédant en lui les germes de cette affection, germes qui peuvent à un moment donné éclater avec des signes très caractéristiques.

Trois symptômes caractérisent d'une manière exacte la diathèse morvo-farcineuse :

Le chancre, le jetage et la glande (1).

Chancres. — Examinés à leur début, les chancres forment

---

(1) Il n'est guère possible, quoi qu'on ait dit, de diagnostiquer la morve à certains prodromes généraux, au poil piqué par exemple et à un ensemble de l'animal qu'on appelle *sui generis*, c'est pourquoi, humble praticien, nous continuerons à décrire les symptômes spécifiques de cette affection.

des petits reliefs, arrondis comme un grain de millet, encha-
tonnés dans le derme de la muqueuse et pourvus à la périphérie d'une légère infiltration séreuse qui disparaît peu à
peu.

Ce petit bouton que Dupuy a appelé le tubercule des muqueuses se sent très bien avec la pulpe des doigts. Si on l'incise, on trouve une zône périphérique dure, résistante, d'une
coloration rose, qui renferme dans son intérieur une goutte
de pus.

C'est par l'augmentation incessante de cette suppuration à
l'intérieur que la coque finit par être détruite du côté de la
muqueuse et donne naissance à l'ulcération. Dans les tubercules qui se développent dans le poumon, la résistance donnée
par le tissu induré étant égale de tous côtés, le pus reste
amassé et subit bientôt les modifications variées que nous
connaissons.

Les chancres peuvent être plus ou moins nombreux et présenter des dimensions variables, suivant qu'ils sont réunis ou
qu'ils sont isolés. Dans la morve aiguë, le chancre est constitué par une plaie légèrement déchiquetée dont les bords
s'entourent de bourgeons charnus friables. Le fond de l'ulcère devient aussi bourgeonneux et offre même des points de
gangrène.

Les chancres s'étendent rapidement en surface, de même
qu'ils peuvent gagner en profondeur pour détruire la muqueuse pituitaire et finalement entraîner la nécrose de la
cloison cartilagineuse.

Dans la morve chronique, le bord du chancre forme une
sorte de bourrelet un peu en saillie sur les parties environnantes, constitué par un épaississement du derme de la muqueuse.

Quelquefois des chancres ont pu se cicatriser et laisser à

leur place une petite tache en saillie rayonnée ; mais, en général, ils grandissent toujours pendant que le centre subit,
comme le dit M. Trasbot dans son cours, la gangrène molé-
culaire progressive des Allemands. C'est-à-dire qu'on ne
trouve pas, comme dans l'inflammation franche, des bourgeons charnus de bonne nature avec des éléments embryonnaires ronds à noyaux et nucléoles vivants et actifs, mais bien
des globules purulents à noyaux divisés et à contenu granuleux. On dirait que le blastème qui les entoure, nutritif dans
d'autres circonstances, devient toxique pour eux.

Le bouton de farcin qu'on rencontre sur l'encolure, les
joues, le flanc, les épaules et les membres forme d'abord un
relief qui devient fluctuant vers le centre, se ramollit ensuite
et s'ulcère par la formation d'une eschare superficielle.

Jetage. - Le jetage de la morve est unilatéral, formé par
un liquide poisseux, s'attachant aux ailes du nez pour former
des croûtes. Il devient roussâtre ou strié de sang dans la morve
aiguë.

Le pus qui s'écoule des boutons ulcérés est également
strié de sang et contient des grumeaux ; il est, dans son ensemble, couleur lie de vin, filant, visqueux, s'agglutinant aux
poils. Une fois ouverts, les chancres du farcin aigu s'étendent périphériquement et peuvent, dans quelques cas, éliminer une large partie de la peau.

Glande. — La glande de l'auge s'indure de plus en plus,
forme une tumeur irrégulière, bosselée, située d'autant plus
profondément entre les branches du maxillaire que la maladie
est plus ancienne.

Si on l'incise, on voit que le ganglion lymphatique est
devenu e siège de la suppuration et que le tissu conjonctif
forme une coque résistante autour du pus. La cavité, au lieu
de s'étendre, se resserre de plus en plus et il ne reste alors

qu'une masse caséeuse qui va bientôt s'infiltrer de sels de chaux.

Les lésions du poumon sont identiques, aussi peut-on considérer la glande de morve comme une agglomération de tubercules qui éprouvent, par suite de la résistance des tissus fibreux périphériques, l'atrophie et la dégénérescence.

Corde. — Enfin, il y a, dans le farcin et même dans la morve, la lymphangite qui accompagne le bouton et qui se traduit sur l'animal vivant par des reliefs variables avec le degré de la maladie. Il y a encore des tumeurs ganglionnaires, des engorgements, pouvant occuper un ou plusieurs membres ou se placer sur l'encolure ou sous le ventre. Toutes ces tumeurs sont pâteuses, très sensibles à la pression ; ponctionnées, elles donnent un liquide visqueux, filant, caractéristique (*huile de farcin*).

Dans le début de la morve aiguë, quand l'éruption est très confluente et que des chancres se trouvent sur la muqueuse du larynx et de la trachée, on observe un mouvement fébrile accentué et même quelquefois un bruit de cornage perceptible sur les chevaux au repos, ou bien il survient, tout d'un coup, une synovite très douloureuse et qui fait boiter les animaux ; ou bien encore une épistaxis. D'autres fois, c'est un engorgement des testicules qui prélude à l'affection.

Tubercule du poumon. — A l'autopsie des animaux, le poumon offre, par transparence des plèvres, des taches rouges violettes de la grandeur d'une lentille ; on sent très bien en passant la main à leur surface que ces petits points hypérémiés sont déjà résistants et qu'ils donnent une sensation granuleuse. A un degré plus avancé de la maladie on voit, après une incision du point congestionné, l'enveloppe du tissu fibreux, l'auréole inflammatoire et le point central mou formé d'une matière grisâtre.

Ces lésions essentielles sont les mêmes que celles de la morve chronique, il n'y a que des différences d'âge.

L'examen microscopique permet de constater que la coque fibreuse du tubercule est en continuité directe avec le tissu conjonctif et qu'il n'y a aucune trace d'enkystement.

D'après M. Trasbot, le tubercule se formerait dans l'angle de bifurcation d'une petite bronche ou d'un petit vaisseau.

Pour M. Galtier, ce nodule morveux est d'abord un îlot de pneumonie lobulaire qui est enveloppé par des zones hémorrhagiques, autrement dit, le nodule morveux s'entoure d'hémorrhagies qui se caséifient du centre à la périphérie du bouton sans passer par la suppuration.

Nous venons de passer en revue les symptômes qui suffisent amplement pour diagnostiquer à coup sûr cette diathèse. Il nous reste maintenant à expliquer ce que l'on entend par morve latente, morve pulmonaire.

Morve latente ou pulmonaire. — Si, lorsqu'on examine un cheval, il y avait toujours un des trois principaux symptômes énumérés plus haut, l'animal serait certainement suspect, mais lorsqu'il n'existe rien à l'extérieur, pas même un engorgement des membres ou des testicules, on ne peut soupçonner en aucune manière, cette affection contagieuse.

Dans la pensée de quelques auteurs, et dans la nôtre surtout, l'idée de morve latente s'applique à des animaux qui, au moment de la visite rapide qu'ils subissent, soit à l'abattoir hippophagique, soit au marché aux chevaux, soit dans d'autres lieux, ne présentent aucun des signes spécifiques de la morve et qui, néanmoins, ont, dans le poumon, des tubercules de morve chronique ou de morve aiguë.

Nous avons vu, — c'est un fait positif, — des chevaux qui, de leur vivant, n'avaient aucun de ces prodromes précurseurs de la diathèse morvo-farcineuse, signalés par quelques professeurs et qui, néanmoins, offraient dans le poumon des tubercules de morve.

Nous disons même que nous avons trouvé, dans le poumon de certains chevaux, des tubercules de morve aiguë ou chronique, sans qu'il nous ait été possible de rencontrer un seul chancre à l'autopsie la plus minutieuse.

M. Bouley, si nous nous en souvenons bien, a observé cette morve insidieuse, sans symptômes extérieurs, sur des chevaux de la Compagnie des Petites-Voitures. Elle serait, d'après lui, spéciale aux chevaux de la Hongrie et de la Crimée.

Nous avons fait porter en décembre 1881 à M. Trasbot, par M. Tardivon, vétérinaire inspecteur principal de la boucherie, un poumon de cheval que nous avions examiné spécialement à l'abattoir de M. Tétard, à Pantin : ce poumon était farci de tubercules morveux (conclusions de MM. Trasbot et Nocart).

Or, le cheval, sur lequel on avait observé ces lésions *post mortem* n'avait, nous le disons ouvertement, présenté de son vivant, aucun signe de morve. M. Tardivon, qui avait suivi attentivement l'abatage n'a pu trouver un seul chancre, ni aucune cicatrice.

Ces tubercules pulmonaires suffisent-ils pour formuler le diagnostic morve ?

« Doit-on considérer comme affecté de la morve, sous la forme latente, le cheval à l'autopsie duquel on constate dans les poumons des tubercules miliaires en très grande quantité, entourés d'une légère auréole foncée, formés d'une couche superficielle de tissu dur, criant sous l'instrument tranchant et renfermant dans leur centre une matière caséeuse facile à écraser ?

« Voilà, dit M. Bouley, textuellement la description que M. Villain, inspecteur de la boucherie, donne de la lésion qu'il a constatée sur un cheval saisi par lui le 28 avril 1879 et qu'il n'avait pas vu vivant.

« A cette question, nous n'hésitons pas, mes collègues et moi à répondre par l'affirmative, attendu que les tubercules, avec les caractères qui viennent d'être tracés, auréole rouge, autour d'un certain nombre, coque fibreuse renfermant de la matière caséeuse, n'appartiennent qu'à la morve. Ils en sont l'expression viscérale qui peut précéder de plusieurs mois l'expression symptomatique extérieure soit sur la muqueuse nasale, soit sur le tégument externe.

« D'où vient cette conclusion que l'on doit empêcher de livrer à la consommation la viande d'un animal dans le poumon duquel on constate la tuberculisation miliaire, caractère spécifique de l'état morveux. »

Telle est, en résumé, l'appréciation de M. Bouley au sujet des tubercules pulmonaires du cheval et que nous avons observés sur des animaux présentés à l'hippophagie.

Pour M. Leblanc, il y a doute, il croit encore que la plupart des tubercules trouvés dans le poumon des chevaux ne sont pas l'expression de la morve, aussi veut-il de nouvelles expériences concluantes pour asseoir définitivement son diagnostic.

En attendant, nous nous inclinons devant l'autorité du maître.

CHAPITRE XI

VIANDE CORROMPUE. — SOUFFLAGE DES VIANDES. — ALTÉRATION
DES PRODUITS DE LA CHARCUTERIE

§ 1. *Viande corrompue.*

Les viandes de boucherie s'altèrent par les temps humides
et chauds, de même qu'elles se décomposent facilement lorsqu'elles proviennent d'animaux tués peu de temps après leur
repas. Le sacrifice après le jeûne favorise au contraire la conservation de la fibre musculaire. La fatigue extrême, les maladies, l'imperfection de la saignée et le séjour des viscères
dans la cavité abdominale sont les causes qui aident au développement de la fermentation.

Quoi qu'il en soit, la putréfaction a pour premier effet d'ac-
cumuler, dans le tissu cellulaire, des gaz qui s'échappent avec
plus ou moins de force quand on leur donne issue par une
légère piqûre. Si on les recueille pendant la première période
de décomposition, ils ne sont pas inflammables ; ils le deviennent pendant la seconde période et brûlent avec la flamme
pâle qui caractérise l'hydrogène. L'inflammabilité disparaît
à la période ultime de la putréfaction.

M. Brouardel dit que la destruction de l'hydrogène car-
boné a pour but de donner naissance à des alcaloïdes connus
sous le nom de *ptomaïnes.*

Il existe, ajoute-t-il également, un certain nombre de
poissons des mers équatoriales dont la chair, mangée sans
délai, est inoffensive mais qui devient vénéneuse si on laisse

écouler quelque temps entre la consommation et la cuisson.

M. Bouley laisse supposer que les animaux immensément fatigués développent des ptomaïnes, tandis que le gibier faisandé est inoffensif.

Il en est sans doute de même des conserves de viandes qui ne sont utilisées que plusieurs années après leur préparation Lorsque les boîtes sont grandes, comme celles qui proviennent de l'Australie, elles restent souvent plusieurs jours ouvertes et peuvent, dans ce cas, occasionner des empoisonnements. On sait, en effet, que les alcaloïdes toxiques se développent quand les matières organiques, soustraites à l'action de l'air, viennent à être de nouveau influencées par l'oxygène.

C'est surtout après l'ingestion de certaines charcuteries qu'on a signalé des accidents graves. Les saucisses ou saucissons sont fabriqués dans certains pays avec de la viande cuite ou hachée, mêlée à du sang, du pain, du lait, de la matière cérébrale ; comme on ne les expose que peu de temps à la fumée, ils entrent facilement en décomposition une fois entamés et deviennent cause, si on les mange à ce moment, de troubles fonctionnels souvent inexpliqués.

« Les ptomaïnes, dit M. Baillet (1), sont des substances basiques analogues aux alcaloïdes végétaux découverts par le professeur Selmi, de Bologne, dans les cadavres exhumés. On sait que sous l'influence de la putréfaction des matières organiques, il se forme une série de substances volatiles ayant beaucoup de ressemblance avec les alcaloïdes, les unes jouissant de propriétés toxiques, les autres complètement inoffensives. Ces substances sont des ptomaïnes. »

---

(1) Baillet, *Des ptomaïnes devant l'Académie de médecine*, recueil de médecine vétérinaire du mois de novembre 1881.

Cette découverte fera certainement réfléchir les médecins légistes et apportera des doutes sérieux dans les causes judiciaires où les analyses chimiques jouent un grand rôle.

C'est surtout au point de vue des viandes corrompues que les ptomaïnes nous intéressent. Brouardel cite en effet des empoisonnements de onze personnes qui avaient mangé de l'oie farcie contenant des ptomaïnes.

Les troubles gastriques occasionnés par une alimentation prolongée avec des produits de la charcuterie ne sont-ils pas dns aux ptomaïnes? Grave question que les progrès de la science résoudront peut-être un jour.

Quand les viandes de boucherie s'altèrent, soit à cause des influences atmosphériques, soit par suite de la maladie ou encore après le soufflage, une matière colorante verte apparaît tout d'abord sur la graisse, les aponévroses, et se propage bientôt à l'intérieur avec une extrême rapidité. Des gaz naissent ensuite et la viande exhale l'odeur caractéristique de la putréfaction.

Sur certains viscères, comme le foie, la fermentation n'est pas toujours facile à reconnaître à l'examen rapide qu'on en fait à la criée des Halles. Protégé par une enveloppe que les marchands ont recouverte intentionnellement de sang frais, cet organe peut quelquefois échapper à la surveillance. Cependant, si on touche du doigt un foie avarié, *tourné*, en terme du métier, on constate qu'il se déchire avec facilité en même temps qu'il se réduit en bouillie.

Les rognons de bœuf qui nous arrivent avec les foies de la Hollande et de la Belgique offrent souvent, malgré la glace qui les entoure, un aspect extérieur repoussant qui ferait supposer à un commencement d'altération. L'incision qu'on pratique à leur surface démontre qu'il n'en est rien et que leur intérieur est intact.

Les cervelles de nos animaux de boucherie entrent facilement en décomposition dans les temps chauds; en même temps qu'elles tombent en déliquium elles répandent une mauvaise odeur.

Les pieds de mouton, les têtes de veau ainsi que les tripes, bien qu'ayant subi une cuisson spéciale, s'altèrent également pendant les chaleurs de l'été. La sonde pour les premiers, — toujours vendus en bottes ficelées, — l'examen de la langue pour la tête de veau, sont les moyens qui établissent clairement l'insalubrité de ces aliments.

Autrefois on croyait que cette destruction de la viande avait lieu par combustion et que l'oxygène atmosphérique brûlait, comme dans un foyer, insensiblement la matière animale. On a admis ensuite que la substance organisée renfermait tout ce qu'il faut pour faire un véritable ferment et une matière fermentescible et qu'il était nécessaire, dans ce milieu, de l'intervention de l'humidité et d'une température convenable.

Depuis quelques années la décomposition de la matière organique n'est due ni à une fermentation, ni à une combustion, mais à une destruction par d'autres animaux. La vie s'éteignant dans un être, il se produit, au sein du cadavre, d'autres êtres qui vont vivre aux dépens de cette substance ; en un mot, la mort d'un individu entraîne la vie de milliers d'êtres microscopiques.

Toutes les matières organiques ne se prêtent pas également à la décomposition. Quelques-unes apportent des résistances considérables. Les matières azotées se décomposent bien plus vite que les substances grasses.

Lorsque les corps azotés se putréfient ils laissent dégager une odeur nauséabonde et donnent naissance à des acides butylique, propylique, valérique. Il se forme en dernier lieu de l'acide carbonique, de l'eau et de l'ammoniaque qui vont, se déversant dans l'atmosphère, régénérer à leur tour des animaux, des végétaux.

§ 2. *Soufflage des viandes.*

Depuis de nombreuses années on introduit, avec un soufflet, de l'air dans le tissu sous-cutané des animaux de boucherie, afin, d'une part, de faciliter les opérations du dépeçage et de l'autre de donner à la viande un aspect séduisant.

Cette introduction de l'air, disent les uns, a pour but de rejeter, au dehors du tissu cellulaire, les liquides qui peuvent, dans certains moments, devenir cause de décomposition rapide. Le soufflage a aussi l'avantage de donner à la viande une belle apparence pour la vente à l'abattoir et à l'étal.

La viande non soufflée, à part l'humidité relative qu'elle conserve, a une vilaine couleur qui rappelle beaucoup celle de la viande de cheval et qui, dans certaines boucheries de Paris, serait peu appréciée des acheteurs. Le seul avantage que quelques bouchers peuvent trouver à ne pas se servir du soufflet, c'est que, dans les animaux très gras, le tissu conjonctif n'étant pas pénétré d'air, ils peuvent passer à la vente des morceaux pleins de graisse que le client accepte avec facilité.

Cependant si, partisan de l'opinion de certains bouchers, nous trouvons des avantages immenses dans le soufflage des animaux, nous tenons à dire que les viandes à transporter se conservent bien mieux lorsqu'elles sont faites sans introduction d'air. La Suisse ne pourrait nous expédier les cuisses et les aloyaux de ses bons bœufs si elle ne prenait cette précaution. Tous les petits approvisionneurs des Halles, qui, chaque jour, expédient de toutes les directions de la France, suivent en partie, pendant l'été, ce moyen pratique. On voit donc que les idées sont partagées. Le veau est toujours soufflé afin de lui donner plus de blancheur.

Si nous poussons plus loin nos investigations, nous voyons qu'en dehors de la facilité donnée par le soufflage au travail de la dépouille, il y a encore une oxydation qui se traduit sur les muscles par des tons plus vifs et qui convient surtout au commerce.

Cet air, introduit avec force, produit aussi une dessiccation superficielle qui fait la viande plus ferme, en protège l'intérieur contre les influences atmosphériques et en rend aux mouches l'accès plus difficile. Certaines vaches maigres, si elles n'étaient préalablement soufflées, ne pourraient être présentées à la vente, elles seraient trop affreuses avec leurs saillies accentuées. L'air, occasionne dans ces conditions, la blancheur du tissu cellulaire et donne une beauté relative à ces animaux usés. « L'insufflation outrée, dit M. Vitu, constitue le gras, la beauté et souvent la qualité de la vache troupière. C'est un axiôme à Lille, je n'insisterai pas. »

En outre, les cuirs provenant de la dépouille des animaux insufflés sont de beaucoup préférés aux autres pour la tannerie. Lorsque les bœufs ne sont pas soufflés on éprouve plus de difficulté pour détacher la peau, aussi les garçons bouchers font-ils de nombreuses coutelures qui, plus tard, deviennent des trous quand les cuirs sont dédoublés par la scie.

Enfin il est reconnu que la manipulation de la viande non soufflée se fait moins facilement que l'autre. Elle n'a pas l'élasticité que donne l'introduction de l'air dans le tissu conjonctif, elle se brise et se déchire.

Mais, de tous les avantages que nous venons d'énumérer,

on ne peut tirer vraiment de conclusions sérieuses, car pour profiter des bénéfices que procure le soufflage des animaux de boucherie il faudrait à notre avis qn'il soit pratiqué différemment. Ainsi les soufflets dont on se sert dans les abattoirs sont, pour la plupart du temps, imprégnés de sang, de graisse et de détritus qui, corrompus depuis longtemps altèrent l'air insufflé. Bien plus, l'air aspiré est pris à environ 10 centimètres du sol, c'est-à-dire à l'endroit où il est le plus chargé de miasmes nuisibles à la conservation de la viande. On comprend donc que, dans les conditions actuelles, il est impossible d'obtenir avec le soufflage un véritable résultat pratique.

Nous avons parlé du soufflage ordinaire pratiqué avec le soufflet ; il existe encore différents procédés ou ruses que le commerce emploie, dans le but de présenter sous un jour plus favorable à la vente, les bœufs qui sont défectueux dans certaines parties. Le soufflage des viandes (en terme du métier *la musique*) a été défendu par l'ordonnance sur les abattoirs du 20 août 1879, art. 20.

Normalement, l'air ne doit pénétrer que dans le tissu cellullaire sous-cutané et celui qui sépare les muscles. A cet effet, on fait, avec la pointe d'un couteau, une boutonnière à la peau par laquelle le boucher enfonce une tige de fer mousse courbée en arc qui trace des sillons servant de conduite à l'entrée de l'air chassé par le soufflet. Quelquefois, dans le but de grossir la cuisse on entre cette tige de fer, ou même le fusil qui sert à repasser les couteaux, dans l'épaisseur des muscles afin d'augmenter le volume de la viande en y faisant pénétrer une grande quantité d'air ; d'autres fois encore c'est avec la bouche qu'on injecte de l'air dans certaines régions émaciées.

D'après l'avis de quelques bouchers, cette manière de faire

est défectueuse, car elle occasionne souvent, dans les temps humides et chauds, une altération rapide du tissu musculaire qui verdit dans l'espace de vingt-quatre heures. D'autres ne veulent pas attribuer à la pénétration de l'air ce phénomène de fermentation qui se produit dans l'intérieur des cuisses. Ils admettent alors que l'animal est fatigué et que, sous l'influence des produits résultant de l'usure, la décomposition survient. Ou bien encore ils veulent voir, dans cette altération de la viande, l'influence d'une nourriture spéciale donnée aux animaux.

Il est généralement admis, dans la boucherie, que les bœufs nourris avec des soupes offrent souvent au détail un résultat semblable. Ces causes que nous venons d'énumérer seraient prédisposantes : l'introduction d'un air impur deviendrait la cause déterminante.

Enfin, pour terminer ce qui a trait au soufflage des viandes, nous ajouterons que le commerce ne souffle plus les bœufs arrivés au dernier degré de l'engraissement et qu'il imite en cela les expéditeurs de la Suisse.

Quoi qu'il en soit, on peut dire que la viande, qui a fermenté sous l'influence des causes précitées, a une odeur repoussante et qu'il est impossible de la livrer à la consommation. Les aponévroses et le tissu conjonctif sont verts ; la fibre a perdu son brillant et sa transparence.

§ 3. *Altérations des produits de la charcuterie.*

Nous avons vu plus haut qu'un des meilleurs modes de conservation des aliments était l'emploi du chlorure de sodium ; nous avons vu également que cet agent principal empêchait la fermentation des matières organiques, il nous faut examiner maintenant les altérations qui peuvent naître dans les salaisons.

Lorsqu'on entoure de sel une viande, on constate, quelques jours après, la formation d'un liquide contenant du jus de viande et du sel en dissolution : c'est la saumure.

Dans la plupart des charcuteries de Paris, les viandes, après avoir été imprégnées ou mieux frottées de sel et même de salpêtre, sont portées à la cave dans des baignoires de pierre où elles immergent pendant huit jours et plus dans de l'eau salée. On les tire ensuite du bain pour les laisser égoutter et les suspendre au fumoir.

Dans certains ateliers de salaisons, les viandes, avant d'être précipitées dans les baignoires, seraient bouillies quelques instants dans de l'eau salée.

Enfin beaucoup d'industriels salent maintenant à la pompe, c'est-à-dire qu'ils injectent, au moyen d'un trocart, la saumure dans l'intérieur de la viande. A cet effet ils font bouillir la saumure afin de la rendre plus dense et de la débarrasser de ses impuretés qui se précipitent. Ce salage est peut-être plus expéditif mais il offre certainement moins de garanties en ce sens qu'il décolle la chair et qu'il devient cause en ces endroits du développement de la fermentation. Néanmoins il est utile pour les grosses pièces qui, dans le même temps, ne prennent pas le sel uniformément, par suite du durcissement des parties superficielles en contact avec la saumure. Aussi les charcutiers emploient-ils ce moyen avant de mettre en baignoires les morceaux qu'ils veulent saler.

La saumure dans laquelle on fait entrer du sel de nitre, du sucre et quelquefois des plantes aromatiques : thym, laurier, sauge, basilic, grains de genièvre, etc., varient dans ses degrés de concentration.

Son degré maximum est à 25 et elle ne peut dépasser ce

chiffre que par l'addition d'azotate de potasse (1). Cependant les marchands de salaisons obtiennent 27 et même 28 degrés avec la saumure sèche sans addition d'une seule goutte d'eau. Arrivé à ce chiffre, le sel ne se dissout plus et reste au fond des baignoires, mais en général les charcutiers conservent 22 degrés pour leur saumure habituelle.

A 16 degrés, la saumure s'altère facilement, soit que la température ait favorisé sa fermentation ou bien soit encore qu'une introduction supplémentaire de viande fraîche ait été cause de cette profonde modification survenue dans son état. Alors elle devient aigre, mousseuse, louche, en un mot, elle est tournée, bonne à détruire, car elle répand une odeur infecte et rougit le papier de tournesol.

La saumure s'amoindrit lorsqu'on la charge trop de viande nouvelle, il est donc indispensable de remettre du sel à mesure de chaque introduction de lard pour lui conserver le degré voulu et éviter ainsi la fermentation.

Les jambons et épaules de toute provenance qui sont insuffisamment salés restent mous, l'élément conservateur n'ayant pas pénétré dans l'intérieur de la masse. Si on les incise à ce moment, on constate que leur coupe humide, violacée, passe bien vite au contact de l'air à une teinte verdâtre caractéris-

---

(1) Le sel de nitre qu'on ajoute à la saumure rougit et durcit la viande tout en lui communiquant un goût aigre prononcé. Le sucre, au contraire, est préférable, mais il coûte trop cher, il est moins employé. Néanmoins, son addition à la saumure a de tous temps été recommandée comme étant le moyen le meilleur pour faire de bonnes salaisons.

L'usage du salpêtre n'a rien d'insalubre, il est usité partout. Ce mode d'opérer se trouve indiqué dans tous les ouvrages qui traitent des salaisons. En Angleterre, pour 168 kilos de viande, on emploie 350 grammes de nitre ; dans le même pays on frotte les viandes pendant une semaine avec un mélange de 5 kilos de sel et de 1 kilo de nitre. A Hambourg, on emploie le sel marin mêlé de nitre.

tique. A la sonde cette altération est décélée par une légère odeur de décomposition.

Lorsque la saumure employée est tournée, les salaisons ont une odeur repoussante qui évite de pousser plus loin les investigations. Elles n'ont aucune fermeté, ont un goût piquant et une couleur lie de vin qui change également au contact de l'air.

Les lards jaunes, dits rances, ne présentent pas d'insalubrité. Plusieurs départements, en effet, les préfèrent aux autres, l'Auvergne particulièrement, c'est une question de goût.

On sait que les lards anciens prennent cet état quand, sous l'influence de l'air dont ils absorbent l'oxygène, ils donnent lieu à la formation d'acides gras.

Toutes les salaisons, indépendamment de la mauvaise saumure et du manque de sel, s'altèrent encore par suite des influences atmosphériques et d'un emballage défectueux. Elles sont alors humides, couvertes de moisissures qui pénètrent quelquefois profondément. Un acare existe aussi à la surface de ces produits de la charcuterie, nous l'avons rencontré plusieurs fois sur les jambons américains.

On a l'habitude de mettre au fumoir toutes les salaisons qui commencent à s'altérer, à se *piquer*, pour nous servir de l'expression consacrée, afin de masquer, s'il se peut, par l'odeur du fumage, celle de la décomposition. Dans cet état particulier, qui a nom *piqué*, les salaisons offrent souvent un aspect extérieur favorable, il n'y a que la sonde qui puisse indiquer cette première période de la décomposition.

Les saucissons sains et de bonne qualité sont fermes et secs, lourds, d'une odeur agréable, rappelant les assaisonnements ou les épices qui entrent dans leur composition. Leur cassure est nette, leur coupe présente une couleur franche et brillante.

Quand ces produits de la charcuterie s'altèrent ils sont mous, ont une odeur aigre et une couleur terne, leur saveur est piquante, prenant à la gorge. Quelquefois ils sont plus altérés encore et complètement pourris.

Les altérations des saucissons peuvent être rapportées à trois types. La matière employée était bonne, mais il y a eu, par suite d'une mauvaise fabrication, introduction d'air dans la masse et les sels conservateurs, sel, salpêtre, sucre, épices de toutes sortes, biborate de soude, n'ont pu empêcher la fermentation. Ou bien la matière dont on a fait usage était primitivement altérée et la décomposition a continué dans l'intérieur des saucissons. Enfin, les saucissons, s'ils sont trop vieux, se durcissent, se racornissent ; il se forme, comme dans le gruyère, des trous, par suite du retrait des matières animales. C'est une véritable momification qui finit par dégager une odeur de créosote.

Quelquefois encore les sels conservateurs sont en si grande quantité que la saucisse, sous l'influence de causes peu étudiées, répand l'odeur de l'eau de Javel. Les saucissons deviennent également surs par suite de la fécule ou de la farine qu'on incorpore à la viande pour lui donner du soutien.

Nous avons traité un peu trop brièvement peut-être un sujet qui aurait comporté des développements autrement sérieux, mais, en même temps que ce travail a déjà été fait par des maîtres dans l'art vétérinaire, nous n'avons voulu donner qu'un simple résumé de la question, c'est-à-dire passer en revue les principales altérations de la charcuterie. Car si nous analysons les viandes hachées qui entrent pour une grande part dans l'alimentation du peuple, nous voyons quelle difficulté il y a de reconnaître, à l'apparence extérieure, la nature et la qualité des substances qu'elles contien_ nent. Pour ne rien perdre, en effet, les marchands soumettent à l'ébullition tous les déchets de viande crue ou cuite atteints, en partie déjà, de fermentation, hachent tous ces débris, les assaisonnent fortement et en composent des saucissons qu'ils livrent à bas prix. Depuis quelques années ils y font entrer des viandes de chevaux d'inférieure qualité ; aussi peut-on dire aujourd'hui que le cheval constitue la base de la plupart des saucissons.

Ces viandes conservées sous mille formes différentes doivent échapper au contrôle de l'acheteur. La fumée, qui est un antiseptique puissant par son acide acétique, par sa créosote, par son acide carbonique et par ses huiles empyreumatiques, donne souvent à ces viandes un goût particulier qui induit en erreur. Ce boucanage, surtout lorsqu'il est fait lentement, pénètre mieux les chairs et empêche qu'on y puisse reconnaître les falsifications dont elles ont été l'objet. Bien plus, nous l'avons dit dans le cours de cette étude, les viandes de charcuterie sont sujettes à éprouver une altération spontanée fort peu connue dans sa nature et qui peut déterminer des accidents très graves et même mortels. Les viandes cuites ou imprégnées de jus ou de liquides gélatineux éprouvent des altérations qui ont occasionné quelquefois des accidents graves chez les personnes qui en ont fait usage. Les causes réelles de leurs altérations paraissent devoir être attribuées aux moisissures qui se développent sur ces viandes dont le jus acquiert facilement le caractère acide très propre au développement de ces petits végétaux (Payen).

En présence de ces faits et de bien d'autres que nous avons omis à dessein puisqu'ils ne pouvaient entrer dans les limites de notre cadre, on trouve bon que la vente d'une denrée aussi recherchée et par cela même aussi sujette aux falsifications de toutes sortes, soit entourée d'un contrôle particulier. La machine animale, qui veut s'entretenir convenable-

ment pour produire, doit exiger des aliments réparateurs,
reconstituants; de même le malade, qui veut guérir, a soin de
demander des médicaments purs, mais il est bien difficile,
dans l'un comme dans l'autre cas, d'arriver à une solution
vraie. La sophistication marche ordinairement avec le
progrès.

CHAPITRE XII

VOLAILLES, GIBIERS, POISSONS. — LEURS ALTÉRATIONS (1)

§ 1. *Volailles*.

« Le type le plus répandu de cette viande est le poulet. Jeune et engraissé, le poulet est un mets délicat d'une digestion facile et qui ne laisse pas que d'être riche en principes nutritifs. La gourmandise humaine n'attend pas toujours que cette viande soit à maturité et jouisse de toutes ses propriétés ; on mange à la fin de l'été les poulets nés au printemps, bien éloignés encore d'avoir atteint leur taille normale. C'est succulent mais c'est un gaspillage alimentaire (2). »

Le poulet engraissé à point, comme dans la Bresse, le pays de Caux et le Mans, doit avoir un an ; passé cet âge, il ne fournit qu'une chair dure et coriace, bonne à faire du bouillon.

Le coq privé de ses testicules par un procédé chirurgical assez délicat constitue le chapon. Le meilleur chapon, dit Brillat-Savarin, est celui qu'on tient sous sa fourchette ; mais pour les poulardes, la préférence appartient à celles de la Bresse.

Le poulet qui a été élevé en liberté, dans une ferme, est

---

(1) Voir à ce sujet le livre de M. Bourrier, inspecteur principal de la boucherie : *De la volaille, du gibier et du poisson au point de vue de l'alimentation* (Asselin, 1883).

(2) Arnould, *Eléments nouveaux d'hygiène*.

meilleur à manger que celui qui a été engraissé au poulailler ou à la mécanique (gaveuse).

Les volailles nourries avec des débris d'animaux en putréfaction communiquent à la chair un goût désagréable. Ainsi, dans le Gard, suivant les observations de M. Combes, à l'époque où l'on jette les chrysalides des vers à soie, les poules qui les mangent font des œufs qu'on ne peut consommer. La nourriture des volailles avec des asticots nuit également à la finesse de la chair, sans toutefois lui communiquer quoique ce soit de dangereux pour l'homme.

Le dindon offre une viande semblable à celle du poulet, un peu plus ferme cependant avec un goût particulier, souvent amer.

L'âge des volailles est assez facile à reconnaître à la crête plus ou moins développée, aux pattes lisses ou recouvertes d'un épiderme écailleux, à l'ergot qui devient très apparent à mesure que le poulet vieillit.

Les pigeons jeunes sont bons et se distinguent des vieux par un bec tendre et des plus fragiles. On différencie de la même manière les oies jeunes des vieilles, ainsi que les canetons plumés des vieux canards.

L'oie nourrie d'une certaine manière fournit des foies d'un volume surprenant avec lesquels on fait des pâtés renommés. Sa chair, sans être d'un goût délicat, fournit cependant un bon manger. Plumée, on la différencie du canard par son bec plus fort, son corps plus arrondi et le quadrillé qu'offre sa peau. Le canard au contraire est aplati de dessus en dessous et a le croupion de forme triangulaire.

L'état de maigreur chez les jeunes poulets et les pigeons pourra être masqué par l'écrasement du thorax à l'aide du maillet. Cette fraude sera dévoilée au simple toucher du bréchet.

§ 2. *Gibier.*

Le gibier riche en azote se divise en gibier à poil et gibier à plumes (1). En première ligne nous citerons le lapin de garenne et le lapin domestique dont le pouvoir prolifique est si considérable qu'un seul couple peut, dans la même année, donner plus de deux cents petits. Le lapin de garenne est un véritable fléau pour l'agriculture, car il détruit les récoltes aux environs des forêts où il abonde ordinairement. La chair du lapin est blanche, digestive et fort appréciée de tous les consommateurs : elle constitue, avec celle du porc, une bonne partie de la nourriture des campagnes.

Le lièvre, moins répandu, se divise en lièvre des vignes, supérieur en tout à celui des forêts ou des lieux humides et bas. L'Allemagne possède une espèce plus grosse moins estimée sur nos marchés.

Le chevreuil et le cerf, considérés un peu comme gibier de luxe, sont cependant mangés après qu'ils ont subi une préparation spéciale nommée « marinage » et qui a pour but d'attendrir leur chair ordinairement coriace. Le sanglier jeune est seul mangeable, la viande des solitaires résiste à la dent et nécessite également l'emploi de la marinade.

---

(1) D'après Beaunis, nous avons pour 1,000 :

	Eau	Albumi-noïdes	Graisse	Hydro-carbonés	Sels
Viande de mammifères. .	730	175	40	»»	11
— d'oiseaux	730	200	20	»»	13
— de poissons . . .	740	135	45	»»	15
— foie	720	130	35	15 à 20	14

Le chat n'est jamais livré à la consommation, cependant, dans certaines circonstances, il peut être donné au restaurant en guise de lapin ; nous avons donc intérêt à connaître les signes distinctifs qui permettent d'établir cette tromperie sur l'animal privé de la tête et des doigts.

Chez le chat, le *scapulum* a la forme d'un *rapporteur*, par suite de la continuation du bord supérieur avec le bord antérieur. Col fort et court, épine au milieu de la face externe, renversée sur la fosse sous-épineuse, tubérosité de l'épine aplatie, large et peu détachée. Chez le lapin, il est allongé, nettement *triangulaire*, toujours transparent au niveau des fosses sus et sous-épineuses. Col grêle, étranglé et long, épine plus rapprochée du bord antérieur, moins renversée sur la fosse sous-épineuse, surplombant le col sur toute sa longueur, ce qui la rend flexible à ce niveau ; tubérosité de l'épine formant un prolongement étroit, long, flexible, aplati et fortement dirigé en arrière, perpendiculairement au col.

L'*humérus* du chat n'a qu'une seule trochlée sur la surface articulaire inférieure ; il possède en outre une bride fibreuse formant une arcade vasculaire à l'extrémité inférieure et interne. Celui du lapin n'a pas de bride osseuse, mais il a plusieurs trochlées.

Le *radius* dans le chat est long et droit, le *cubitus* droit et très fort a la forme d'un triangle allongé.

Ces deux os ne sont jamais soudés chez le lapin, mais ils sont tous deux fortement incurvés en arrière ; cubitus plus grêle, non triangulaire.

Le *coxal* du chat est court et fort surtout au niveau des cavités cotyloïdes qui sont fortement échancrées en dedans ; trous ovalaires grands ; symphyse ischio-pubienne grêle et étroite ; tubérosités ischiales effacées.

Celui du lapin est plus grêle près des cavités cotyloïdes qui

sont complètes et profondes, à peine échancré   ns;
iliums étranglés à leur col; trous ovalaires pl   ue
chez le chat, par suite de la largeur de la symp   -
pubienne; tubérosités ischiales très accusées.

Le *fémur* du chat est droit, court; trochanter peu
trochantin reporté sur la face postérieure et y form.
pointe mousse très marquée; pas de tubérosité exte
de crête sous-trochantérienne; condyles écartés; échai
inter-condylienne peu profonde; trochlée rotulienne l..ge,
non prolongée sur la face antérieure.

Chez le lapin le fémur est incurvé et long; trochanter saillant; trochantin allongé, au-dessous de la tête et sur la face
interne. Une tubérosité externe ou crête sous-trochantérienne comme chez le cheval; condyles rapprochés;
échancrure inter-condylienne profonde; trochlée rotulienne
étroite, prolongée sur la face antérieure.

Le *tibia et le péroné* du chat sont toujours distincts et ar-
ticulés diarthrodialement entre eux; la rotule est large.

Chez le lapin, au contraire, le tibia et le péroné sont toujours soudés, la rotule est étroite.

Les *côtes* au nombre de 13 chez le chat, sont courtes, incurvées, presque lisses, fortes et arrondies; tubérosités effacées.
Sur le lapin, les côtes sont au nombre de 12, longues, larges,
à empreintes musculaires marquées, plates et peu incurvées;
tubérosités très saillantes.

Les *vertèbres cervicales* du chat sont près du double plus
larges et plus fortes dans leurs apophyses que celles du lapin;
même observation pour les *dorsales* et les *lombaires*.

Le *sacrum* du chat est très court, mais très fort et composé
de trois pièces soudées intimement, tandis que celui du lapin en a quatre.

La chair du chat est rouge, sans fumet spécial; celle du la

pin est blanche et sent fortement l'animal dont elle provient (Barrier, de l'Ecole d'Alfort).

Gibier à plumes. — Ces viandes ont toutes un fumet particulier fort prisé des gourmets. Nous citerons en passant : le faisan, la perdrix, la caille, la bécasse et la bécassine, l'alouette, la grive, les becs fins, le pluvier, l'ortolan, le pilet, le canard sauvage, le râle, le vanneau, l'outarde, la sarcelle et le ramier.

Pour beaucoup d'amateurs, la bécasse et le faisan ne doivent être mangés qu'après un ramollissement putride. On doit, à notre avis, manger le gibier le jour même où il est tué.

« La viande putréfiée, dit M. Arnould dans son livre d'hygiène, est certainement toujours dangereuse. Les hygiénistes n'en exceptent pas le gibier dit « faisandé » qui a fait rudement expier aux gourmets la satisfaction d'un goût d'ailleurs assez étrange. Outre l'altération de la fibre musculaire et du suc de la viande, qui nuit évidemment à la digestibilité et prépare la révolte gastro-intestinale, c'est d'une haute imprudence d'introduire dans l'économie des vibrions septiques en plein foisonnement. »

On reconnaît les altérations des volailles et du gibier à l'inspection des plumes ou du poil ; le brillant ou le lisse, selon l'espèce, donne en effet des indices qu'on ne saurait négliger.

On doit se garder de souffler sur les plumes pour examiner l'état de la chair, car cette manière d'opérer révolte le marchand qui croit de suite que sa volaille verdit sous cette chaude haleine ; on écartera simplement les plumes avec les doigts.

Quand la pièce est plumée ou écorchée, la saignée, le bec, les pattes ou les articulations, ainsi que l'épine dorsale fixeront sur sa qualité et sa fraîcheur. On sera tolérant au moment de la chasse pour quelques pièces qui ne se mangent que faisandées, — on devrait dire pourries — mais jamais pour les espèces de basse-cour ou domestiques qui ne peuvent avoir la même excuse.

Les marchands de volailles ont l'habitude, depuis quelques années, de placer, sur le croupion et sur la saignée, une petite pincée de sel conservateur (biborate de soude) afin d'arrêter pendant l'été la fermentation si active en ces endroits. Nous avons pu nous convaincre bien souvent que ce sel donnait les meilleurs résultats et que mis en petite quantité il ne nuisait nullement à la qualité de la viande ; du reste, il est facile de l'enlever au moment de la cuisson.

§ 3. *Poissons.*

Le poisson ne peut être un aliment unique et exclusif, il contient une trop grande proportion d'eau. Cependant il sert de nourriture aux peuples du Nord et communique, dit-on, à la femme une fécondité remarquable à cause du phosphore qu'il renferme.

On ne doit jamais perdre de vue que la provenance occasionne souvent le goût et l'odeur de la marée. Ainsi nos ports de la Manche expédient du poisson bien plus estimé que ceux des côtes de l'Océan. Les fonds du Nord sont plus profonds, le lit est sableux, les courants plus tranquilles, toutes choses qui font que les poissons se développent mieux et prennent des couleurs plus vives, toutes choses également qui font apprécier la marée de Boulogne et de Calais beaucoup plus que celle de Nantes et de la Rochelle.

La Hollande et l'Angleterre nous envoient beaucoup de marée qui, certainement consommée dans le pays, serait excellente, mais qui, par suite d'un emballage défectueux dans la glace, se ramollit assez vivement dans les temps chauds pour lui faire perdre un peu de ses qualités. Néanmoins on est heureux, à défaut de poissons des côtes françaises, de trouver ces arrivages étrangers qui ne manquent pas de rendre service à nos tables, les jours de grande réunion.

Parmi les poissons de mer qui approvisionnent notre marché nous citerons : le bar, poisson fin qui habite la Méditerranée et toujours très cher ; le turbot, qu'on trouve un peu dans toutes les mers et dont la régularité de sa forme et sa provenance font toujours le prix. Les saumons qui remontent la Loire, la Seine, la Marne et le Rhin. La truite saumonée, qui vit alternativement dans les eaux douces et salées ; l'ombre-chevalier, le maquereau migrateur, préféré quand il vient de Calais et de Boulogne ; le thon, à la chair ferme et rosée ; l'éperlan, à odeur de concombre et qui s'altère avec une grande rapidité ; le hareng, la sardine et l'anchois, qui abondent en automne sur nos côtes de la Manche et de l'Océan et qui nous arrivent dans des tonneaux ou caisses avec de la glace ; le merlan, blanc comme de l'argent et très agréable au goût ; le germon, grand poisson qui abonde dans le golfe de Gascogne ; l'espadon, des côtes de la Méditerranée, pourvu d'une lance redoutable. Les raies, divisées en raie blanche, raie cendrée et raie bouclée ; cette dernière variété est préférée du commerce. La raie, comme tous les poissons, demande à être mangée fraîche, cependant il y a des amateurs qui attendent, pour la servir à table, qu'un ramollissement putride l'ait rendue plus tendre. Le congre, ou anguille de mer ; l'esturgeon commun, qui apparaît quelquefois à l'embouchure des grands fleuves et dont les œufs abondants servent à préparer le caviar ; la sole blonde supérieure à la brune ; le carrelet, avec des taches rouges ; la limande, à odeur de vase ; la barbue ; la vive, aux couleurs écossaises, à la chair dure et dont les arêtes occasionnent des piqûres dangereuses; le rouget, qui nous vient rarement frais, car il est difficile à conserver; le mulet, à la chair serrée ; le grondin, à la tête énorme, etc.

Les poissons d'eau douce sont également très nombreux et variés, mais l'étude qu'en a faite M. Figuier et autres, nous dispense d'entrer dans de longs détails à leur sujet.

En général, on peut avancer que les poissons carnassiers, qui se tiennent dans les eaux courantes, sont meilleurs que ceux qui restent dans la vase et l'eau dormante. De même qu'il est admis par les gourmets que les poissons à écailles sont plus délicats que ceux à peau nue.

Nous citerons les perches, les goujons, le barbeau, la tanche, la carpe, la brême, l'ablette, le gardon, le chevaisne, le saumon, la truite, le brochet, les anguilles. etc., comme étant les poissons qu'on rencontre le plus sur nos marchés de Paris.

Parmi les crustacés, il y a le homard et la langouste, dont la chair compacte est indigeste, l'écrevisse et les crevettes.

Dans les mollusques, nous avons l'escargot si prisé quand il est recueilli au printemps dans les vignes; les moules, qui viennent de nos côtes et qui prennent le nom de moules aux cailloux quand elles sont couvertes de coquillages et d'herbes marines. Bien qu'elles aient provoqué, chez certaines personnes, la fièvre ortiée, avec tuméfaction de la langue et de la face, il n'est pas prouvé que leur attache sur les carènes en cuivre des navires soit la seule cause des symptômes d'empoisonnement qui surviennent quelquefois après leur ingestion. Enfin, les huîtres, si variées dans leurs espèces, et dont l'élevage constitue une industrie spéciale sur nos côtes.

Le poisson, quand il est frais, a les écailles brillantes, l'œil vif et clair, les ouïes roses et humides, en même temps que sa chair est ferme et résiste à la pression de la main.

Au contraire, il se décompose quand l'œil est creux, terne, les ouïes sèches et grisâtres, quand enfin ses écailles s'enlèvent facilement, qu'il a perdu son brillant et qu'il conserve l'empreinte des doigts. Il répand dans ces conditions, de même que toutes les matières organiques en décomposition, une odeur désagréable. Les moules, les huîtres et en général tous les coquillages, doivent être fermés pour témoigner de leur fraîcheur; ouverts, tous ces mollusques ne valent plus rien.

Les bonnes crevettes glissent entre les doigts, si on les prend dans la main ; elles sont molles et visqueuses quand elles s'altèrent et continuent alors à se décomposer malgré l'eau salée dont on les asperge pour masquer momentanément leur état avancé.

On devra, pour les poissons de prix tels que turbot, saumon, congre, etc., examiner attentivement la tête afin de voir s'il n'y a pas eu, de la part du marchand, addition de sang frais sur les ouïes et sur l'œil.

Nous sommes arrivé au but que nous nous sommes proposé, c'est-à-dire de donner un résumé des connaissances pratiques nécessaires à l'inspection des viandes foraines.

En rédigeant ces notes, un peu brèves sans doute, nous avons toujours eu présente à la mémoire cette grande idée empruntée au philosophe Balmès, à savoir : que la pratique sans la théorie reste stationnaire et fait qu'on ne marche qu'avec une extrême lenteur dans le progrès ; à son tour, la théorie sans la pratique demeure stérile. La théorie ne se consolide point sans le secours de l'observation et l'observation s'appuie sur la pratique.

C'est, envisagée à ce double point de vue, que l'étude des altérations des viandes de boucherie peut offrir des aperçus intéressants et de précieuses indications propres à diriger les inspecteurs vers de nouvelles recherches et de nouveaux progrès.

FIN.

TABLE DES MATIÈRES

DEUXIÈME PARTIE. — HYGIÈNE

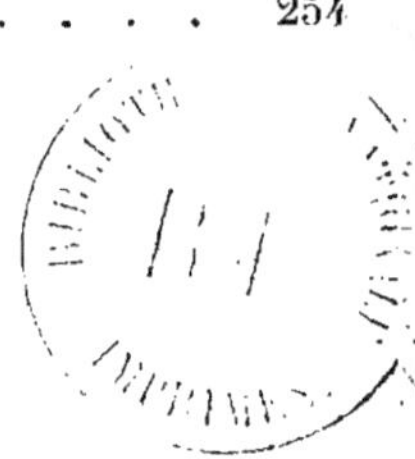